담론분석의 방법론:

간호진단 담론분석

The Methodology of Discourse Analysis

Penny Powers 지음 | 이은주 옮김

도서출판 대학서림

저자 서문

담론 분석의 방법론은 미국의 독자들보다는 서유럽의 연구자들에게 더 친근하다. 미국에서 담론에 대해 저술된 몇 가지 탁월한 분석이 있긴 하나, 그 방법은 대개 알려지지 않은 채 남아있고, 사회학, 치의학, 언어학, 심리학, 사회사업학, 인류학 그리고 간호학의 연구자들은 서로 고립되어 있으며, 각 다른 분야와 방법론적 고려사항들을 공유하지 못하고 있다. 이 책은 담론분석을 더 익숙한 패러다임들 중에서 해석적 패러다임 내에 분명하게 위치시킴으로써, 그리고 담론분석을 모두에게 접근 가능하게 함으로써 상황을 개선하고자 한다.

이 책은 질적 연구방법 일반과, 특히 억압과 해방에 관심을 가진 교수와 대학원생들을 위해 쓴 것이다. 탈식민지 시대의 세계에서 공공연하게 젠더화된 권력관계에 대한 도덕적 분석인 질적 연구 방법에 대한 관심이 증가하고 있다. 질적 연구자들은 몇 번의 위기를 맞았다(그리고 극복했다)(Denzin, 1997). 대부분 포스트모던 성향에 의해 촉발되었던 이 위기들은 모든 사회과학 분야의 관점에 도전해 왔다.

분명한 것은 문화기술지, 페미니즘, 비판 해석학, 퀴어 이론, 성취 텍스트, 참여행위연구나 혹은 다른 것들을 사용하는 연구자들 사이에 의견차이가 있다는 것이다. 그러나 명백한 것은 몇 가지 매우 중요한 이슈들에 대해서는 상당한 합의점이 존재한다는 것이다. 첫째, 그리고 우선적으로 "실재 세계"에 대한 우리의 이해는 사회적 구성물이라는 합의가 있다. 이 사회적 구성물과 연구자의 그것에 대한 해석(또 다른 사회적 구성물) 간의 긴장은 사회적 요원으로서의 연구자의 역할에 관한 매우 풍부한 여러 가지 논의를 야기한다.

둘째, 해석적 연구의 목적은 급진적인 정치적 행위이다. 이제는 누구도 이것 때문에 변명하지 않는다. 후기 실증주의적인 질적 방법에서 나온 해석적 주장은 경험주의적 연구에서 나온 주장과 마찬가지로 분명하게 의제와 가치를 표현한다. 차이는 가치와 의제가 질적 주장에서는 하나의 해석으로 진술된다기보다 솔직하게 진술된다는 점이다.

이 책의 내용은 "요리책"의 접근법처럼 보일 것이다. 나는 이 접근법이 단지 *제안적*suggested이라는 것을 확신한다. 질적 연구방법에 대해 혼성적 접근법hybrid approach이 사용되고 있으나(Denzin & Lincoln, 2001), 선택된 방법의 가정을 인식하는 것이 중요하다. 만약 자료가 방법의 가정에 부합하지 않는다면, 연구자는 다중 회귀법을 사용할 수 없다. 비슷하게, 현상학의 방법과 담론분석의 방법에는 통약 불가능한 가정들이 있다.

1장은 담본분석의 이론적이며 철학적인 개념적 기초를 설명한다. 2장은 담론분석에 대한 페미니즘의 공헌을 서술하고, 3장에서는 이 방법에서 제안된 단계를 상세하게 설명한다. 4장은 간호학에서 담론분석의 예로 간호진단의 담론분석을 제시한다.

이 책을 위한 분석 사례로 선택된 간호진단의 담론분석은 간호학을 전공하지 않은 독자들을 혼란스럽게 할 수 있다. 그러나 하나의 논쟁적인 개념으로서 간호진단은 담론분석을 위해 탁월한 후보이며,

이 책의 제안적인 방법을 따를 때, 그것이 어떤 것처럼 보이고 들리는지에 대한 예로 기여할 수 있다.

백인 중년 여성이며, 대학의 캐나다계 미국인 간호사로서, 나는 생애에서 상당한 특혜를 누린 것을 인정한다. 그러나 이러한 지위는 다른 사람에게는 부인되는 것을 말해야 하는 위치를 나에게 부여했다. 나는 이 책이 그것을 사용할 수 있는 유용한 도구이고 의도라고 생각한다. 이 책은 자신들의 전공학문과 이웃이나 가정에서의 담론을 분석하기를 원하는 사람들에게 도구를 제공하고자 하는 노력의 결과이다.

2001년 1월 18일
사우드 다코타, 브루킹스에서
Penny Powers

참고 문헌

Denzin, N. K. (1997). *Interpretive ethnography: Ethnographic practices for the 21st century.* Thousand Oaks, CA: Sage.

Denzin, N. K. & Lincoln, Y. S. (2000). *Handbook of qualitative research* (2nd ed.). Thousand Oaks, CA: Sage.

역자서문

간호진단이 처음 전해졌을 때 그랬던 것처럼 우리들 대부분은 여전히 간호진단이 직업으로서의 간호나 분과학문으로서의 간호학의 발전에 없어서는 안 될 중요한 것이라고 생각한다. 우리는 간호진단이 간호/간호학을 다른 직업이나 학문으로부터 구별해 줄 수 있는 표식이며, 우리의 직업적 혹은 학술적 행위의 과학성을 그리고 나아가 전문성을 세상에 내보여줄 수 있는 깃발이라고 믿고 있다.

Powers는 미국에서 간호진단 담론이 형성되었던 과정을 설명하고, 구조를 밝히며, 간호학적 지식체로서의 간호진단 담론에 얽혀있는 권력관계를 조명함으로써, 간호진단 혹은 더 넓게는 간호실무나 간호학적 지식개발에서 우리가 의도했던 것과 간과했던 것이 무엇이었는지를 명료하게 분석한다. 이 분석과정에서 저자는 또 전문직화와 과학화를 지향하면서 남성 중심적이며 과학주의적이고 전문가주의적인 담론을 수용하여 얻은 성과인 간호진단이 과연 독창적이며 독립적이고, 대상자 중심인 직업/분과학문으로서의 간호/간호학 구축이라는 목적에 부합하는가라고 묻는다. 이 질문에 대한 당신의 답은 무엇인가? 아니면 오히려 되묻는가? "담론분석으로 어떻게 그 질문에 대답할 수 있는가?" 아니 어쩌면 "어떻게 (감히) 그러한 질문이 가능한가?"

라고 추궁하는가.

담론은 실재에 대해 사고하고 말하는 방식이다. 담론은 "그것이 말하는 대상을 체계적으로 형성하는 실천"(Foucault, 1974)이며, 그래서 "텍스트적 소통과 구어적 소통에서 확인할 수 있는, 그리고 더 넓은 사회 구조에서 찾을 수 있는 일군의 관념이나 혹은 정형화된 사고방식"(Lupton, 1992)이다. 담론분석은 하나의 방법론으로서, 텍스트와 이야기가 발생한 사회적, 문화적 그리고 정치적 맥락에 초점을 두는 탐구의 한 영역이다. 이에 담론을 분석하는 것은 특정한 상황적 맥락에서 지식체의 기능에 대한 통찰을 제공한다(Cheek, 1997).

그렇다면 담론분석은 다른 질적 방법론과 어떻게 다른가? 달리 묻는다면 그것은 '어떤 것처럼 보이는 것인가?' 이에 답하기 위해 저자는 간호진단 담론을 계보학, 구조 분석 그리고 권력 분석의 3단계로 분석한다. 그러나 모든 담론이 이 책에서의 방식과 같이 분석될 수 없고, 또 그렇게 분석되어서는 안 된다. Cheek(2000)는 담론분석의 4가지 주요 양상 혹은 단계를 설명하는데, 그 역시 담론분석을 위해 미리 설정된 어떤 방법도 없으며, 나아가 담론분석의 방법은 한 가지가 아니고, 한 가지의 방법이어서는 안 된다고 주장한다. 이런 의미에서 Powers는 자신의 접근법이 *제안적*이라고 말한다. 나아가 간호진단담론에 대한 자신의 담론분석 결과 역시 "하나의 결과"일 뿐이며, 그것이 그 담론에 대한 유일한 분석 혹은 해석임을 주장하지 않는다. 다시 말해 담론분석가는 하나의 분석에서 나온 결과(언제나 진리라고 주장되어 온 것)에 대해 절대적 진리성을 주장하지 않으며, 따라서 같은 담론에 대해 다른 경쟁하는 주장들도 가능하다고 본다.

모든 담론분석에 일관되게 적용할 수 있는 하나의 구체적 연구방법/요리법이 없으며, 그 결과가 진리도 아니라는 주장은 담론분석이 학술적이지도 엄밀하지도 않다는 것을 의미하지 않는다. 오히려 이런 주장은 담론분석의 인식론적 가정에 대한 학술적 엄밀성의 추구에서 나온다. 우선 담론분석의 근거가 되는 포스트모더니즘/포스트구조주의는 실재를 여러 가지 목소리들, 다수의 시각들 그리고 다양한 표현들에 의해 구성되는 것으로 인식하며, 다양성, 복수성, 파편화, 불확정성을 지지한다. 그래서 사회적 통일성과 인과성의 개념을 부정하며, 전체화하거나 일반화하는 서술과 설명을 거부한다(Best & Kellner, 1991).

담론분석에 한 가지 방법만 있는 것이 아니라는 주장은 또 Foucault(1971)의 "사건으로서의 담론"이란 개념과 관련이 있다(이은주, 2004). 왜냐하면 모든 사건이 똑같은 차원에 놓여있는 것은 아니며, 한 사건이라 할지라도 그 규모나 연대기적 너비, 또는 그 영향력에 따라 여러 차원의 상이한 사건이 있기 때문이다(예를 들어, 간호 담론과 하나의 간호 담론으로서의 간호진단 담론, 중세 유럽과 현대 한국에서의 다이어트 담론을 비교해보라). 그래서 담론분석은 "사건들을 구별하고, 그 사건들 속에 있는 그물망과 차원을 식별하여, 사건들이 상호간에 맞물려 서로를 낳게 하는 계보를 재구성하는 것"(Foucault, 1971)이다. 이때 담론분석가는 그 담론을 그가 처한 맥락에서 자신의 시각을 통해 분석하고 재구성하며 자신의 목소리로 표현하게 된다. 이 말은 하나의 담론에 대해 다른 경쟁하는 담론분석이—그것의 방법론에 들어맞는 논리적 엄밀성을 갖추었다면—가능함을 인정하는 것이며, 이는 또 하나의 담론분석을 다른 상황이나 다른 담론 혹은 다른 사람들에게 일반화하는 것이 가능하지 않다고 말하는 이유이기도 하다.

덧붙여서 이야기해야 할 것이 있다. 이 책에서 Powers는 페미니스트의 입장에서 포스트모던 관점(Foucault)과 비판사회이론(Habermas)을 끌어들인다는 점이다. 그는 이 두 관점들이 몇 가지 가정들을 공유하나 서로 이질적인 것들을 전제한다는 것을 인정하지만, 그 상이성은 페미니즘의 언어로 상쇄 될 수 있다고 여기는 것으로 보인다. 그래서 그는 "포스트모던 이론들과 해방적 실천을 병합하는 것은 우리가 의학의 지배와 간호학의 종속을 재생산하는 조직적 구조와 사회적 과정을 더 분명하게 볼 수 있게 도와줄 것"이라고 Fahy(1997)를 인용한다. (그러나 Foucault의 '포스트-모던한 허무'와 Habermas의 '모던한 독단'을 화해시키는 것에 대해 당사자들이 동의할지는 의문이다. 적어도 Foucault 생전에 그들은 그럴 생각이 별로 없었던 것 같다. 이런 점은 윤평중(1990)의 『*푸코와 하버마스를 넘어서*』 3, 4부와 그 책의 부록으로 실린 그들의 논문을 참조하라.) Powers가 이 책에서 보여주는 '그의' 담론분석 접근법은 이렇게 구성된 것이다. 여기서의 요점은 연구자가 구성하고 있는 연구접근법이 스펙트럼이 넓은 사조에 기댄 것일 때, 혹은 여러 개의 사조에서 나온 가지들을 엮어 만든 혼성적 접근법일 때, 연구자는 선택된 접근법이 근거하는 가정들의 통약가능성을 확인하고, 자신의 입장을 명확하게 밝혀야 한다는 것이다. 연구자가 자신의 연구방법론에 대해 단지 '질적' 방법이라고 언급하는 것이 부적절한 것과 마찬가지로 단순히 담론분석이라고 말하는 것으로는 충분하지 않다.

간호학계에서 담론분석에 대한 논의와 이를 사용한 연구논문은 소수이고, 한국에서는 더욱 더 그러하다. 현재 간호학에서의 담론분석 접근법은 간호학의 패러다임이나 이론의 다원주의에 대한 지지를 위해, 지배담론(전통 과학, 의학, 행정, 전문가주의, 남성중심주의 등)의 간호학 담론(간호실무, 이론과 연구, 교육 등)에 대한 효과를 분석하기 위해, 그리고 새로운 간호학적 실천에 대한 비전을 제시하기 위해 사용되어 왔다(이은주, 2004).

하나의 방법론이 언제나 지지되는 것은 아닌 것처럼 담론분석이 항상 지지되는 것은 아니다. 하지만 연구자들은 이 접근법이 간호학 연구를 위해 또 다른 하나의 유용한 방법론일 수 있다고 주장한다. 그래서 유용한 담론분석을 생산하기 위해 담론분석가가 해야 할 첫 번째 일은 관심을 가지고 있는 "이야기되거나 씌어진 것"이 그 방법으로 분석될 수 있는 것인지 판단하는 일이다. 그러나 수집해야 할 자료에 대해, 수집된 자료의 관리와 분석에 대해 규칙이나 지침이 없다는 것은 실제 연구 수행자에게는 스스로 구해온 재료를 가지고 요리책도 없이 색다르고 영양가가 높은 요리를 만들라고 하는 것처럼 당황스런 일이다. 학술적 가치가 있고, 엄밀하며, 논리적이고, 또 독창적이어서 독자/청중이나 심사자라는 감식가들의 비판에 견딜 수 있는 담론분석 결과란 요리를 만드는 것은, 재료의 특성을 잘 이해하고, 이에 적절한 조리법을 정확하게 구사할 수 있는 연구 수행자의 능력에 달려있는 것이다.

이런 의미에서 Powers의 방법이 담론분석을 위해 고려해 볼 수 있는 '하나의 방법'이 되길 바란다. 또 간호가 혹은 간호학이 현재와 같지 않을 수 있는 가능성에 대한 논의를 풍성하게 하는 데 이 역서가 기여할 수 있길 희망한다.

마지막으로 출판을 맡아주신 도서출판 대학서림 윤진영 사장님, 책이 나오기까지 세심하게 배려해 주신 조기현부장님 그리고 김량희님에게 감사드린다.

2006년 3월 20일

이은주

참고 문헌

윤평중 (1990). *푸코와 하버마스를 넘어서: 합리성과 사회비판*. 서울: 교보문고

이은주 (2004). 간호학 방법론으로서의 Foucault의 담론분석. *제주의대학술지*, 2(2), 49-61.

Allen, D. & Hardin, P. K.(2001). Discourse analysis and the epistemology of meaning. *Nursing Philosophy, 2*, 163-176.

Best, S. & Keller, D. (1991). *Postmodern theory: Critical interrogations*. New York: Guilford Press.

Cheek, J. (1997). Negotiating delicately: Conversations about health. *Health and Social Care in the Community. 5*(1), 23-27.

Cheek, J. (2000/이은주 역, 2005). *간호학 방법론: 포스트모던·포스트구조주의 접근법*. 서울: 대학서림.

Fahy, K. (1997). Postmodern feminist emancipatory research: Is it an oxymoron? *Nursing Inquiry, 4*(1), 27-33.

Lupton, D. (1992). Discourse analysis: A new methodology for understanding the ideologies of health and illness. *Australian Journal of Public Health, 16*(2), 145-150.

Foucault, M. (1969/이정우 역, 1992). *지식의 고고학*. 서울: 민음사.

Foucault, M. (1971/이정우 역, 1993). *담론의 질서*. 서울: 새길

일러두기

1. 본문에 나오는 이탤릭체와 ( ), [ ]는 모두 저자가 한 것입니다.
2. 본문 내의 괄호 속의 글은 역자가 가독성을 위해 글자 크기를 줄였습니다.
3. 본문에서 인명은 참고 문헌을 쉽게 찾도록 하기 위해 모두 원어로 표기하였습니다.
4. 본문에서 단행본은 『 』로, 잡지는 〈 〉로, 논문은 「 」로 표시하였습니다.

1 담론분석의 이론적 기초

서론

담론분석은 비판사회이론과 포스트구조주의, 그리고 포스트모던 페미니즘의 전통에서 체계적인 지식체를 검토할 수 있는 상대적으로 최신의 접근법이다(Gavey, 1997; Gray, 1999; Hinshaw, Feetham & Shaver, 1999; McNay, 1992). 담론분석은 여러 가지 방식으로 수행될 수 있지만, 모든 절차적 변이는 공통적인 목적과 가정을 공유한다. 다양한 학문들에 적용되어 온 것이 완전하게 일치하는 관점에 이르는 것을 방해해 왔다(Cheek & Rudge, 1994). 담론분석은 사회적 관계에 내재하는 권력을 강조한다는 점에서 기호학이나 문화기술지의 전통들과는 다른 전통에서 왔다(Lupton, 1992).

담론분석을 위해 가능한 방법론들 가운데 하나는 프랑스 철학자이며 역사가인 Michel Foucault의 작업에서 나온 것이다. 이 책은 담론분석의 기초를 서술하고, 방법론을 논하며, 담론분석의 생산을 서술하고, 간호학에서 수행된 담론분석의 한 예를 제시한다. 담론분석은 간호학적 탐구를 위한 하나의 해석적 방법론interpretive methodology으로 고려할 만한 가치가 있다(Cheek & Rudge, 1994).

담론은 "텍스트적 소통과 구어적 소통에서 확인할 수 있는, 그리고 더 넓은 사회 구조에서 찾을 수 있는 일군의 관념이나 혹은 정형화된 사고방식"으로 정의되어 왔다(Lupton, 1992, p. 145). 담론분석의 방법론은 지식체의 기능에 대해 그것의 특이적 상황적 맥락에서 통찰을 제공한다(Cheek, 1997). 담론분석은 일반화 가능성을 주장하지 않으며, 특이적 맥락에서 집단의 억압과 권력신장에 대한 담론의 효과에 관한 해석적 주장을 생산한다.

이 장에서는 연구와 사회비판의 여러 가지 다른 전통들 가운데 담론분석을 다루며, 그래서 그것이 어디에서 왔고, 무엇을 목적으로 하는지 독자가 이해할 수 있게 할 것이다. 2장에서는 담론분석의 이론적 접근법과 방법론에 대한 페미니스트의 기여에 대해 서술한다. 3장은 담론분석을 실행할 수 있는 한 가지 방법을 제시하며, 4장에서는 완결된 담론분석의 예로 간호진단의 담론분석을 제시한다.

담론분석은 과학철학, 사회이론, 그리고 문학비평에서의 몇 가지 역사적 진전에 근거한다. 체계화된 지식체(담론)를 분석하기 위한 하나의 접근법으로서 담론분석은 몇 가지 서구적 사고의 전통에 관련된다. 그 전통들과 그것들이 담론분석의 발달에 미친 영향을 서술할 것이다. 담론분석의 방법에 영향을 미친 중요한 이론들은 비판사회이론, Michel Foucault의 작업, 반근본주의antifoundationalism, 포스트모더니즘, 그리고 페미니즘이다. 이것들 각각의 영향을 논의하고, 담론분석과의 관련성을 제시할 것이다.

비판사회이론

비판사회이론critical social theory의 전통은 마르크스주의적 사고와, 그리고 평론과 문학비평의 문학적 전통에 뿌리를 둔다(DeMarco, Campbell & Wuest, 1993). 비판사회이론은 간호학적 탐구를 위해 적절하고 유용한 접근법으로 제시되어 왔다(Allen, 1985; Dzurec, 1989; Doering, 1992; Hedin, 1986; Thompson, 1985; Thompson, 1987).

우리가 지금 비판사회이론이라 하는 것은 1923년 프랑크푸르트에 설립되었던 사회연구소Institute of Social Research의 마르크스주의 연구에서 나왔으며, 이는 현재 프랑크푸르트학파로 불린다(Held, 1980). 이 연구소와 연관을 가진 저자들의 작업이 통일된 작업체를 이루지는 않는데, 그것은 초기 저자들인 Horkheimer, Adorno, Marcuse, Lowenthal, Pollock 간에 중요한 차이가 있었기 때문이다. 그러나 여러 경우에서 그 차이들 때문에 비판이론가들의 "입장"에 대해 전반적으로 말할 수 없는 것은 아니다. 비판이론에 대한 더 자세한 서술은 Held(1980)의 『비판이론 입문』을 보라. 현재, 비판사회이론과 가장 흔히 연계되는 이름은 Jurgen Habermas이다. 그는 1960년대에 Adorno의 조교가 되었고, 앵글로 아메리카에서보다 유럽의 사회이론에서 더 그러하지만, 여전히 큰 영향력을 발휘하고 있다(Held, 1980).

비판사회이론은 사람들을 억압하는, 역사적으로 형성된 사회적 정치적 제도에 대한 비판으로 정의될 수 있으며, 동시에 그러한 억압을 감소시키기 위해 상황에 적절한 실천적 의도를 가진다(Leonard, 1990). 비판사회이론의 실천적 의도는 억압적인 상황이 사람들에 의해 지각되든 혹은 가려져있든, 그것을 변화시킬 수 있는 도구를 제공하는 것이다. 그래서 Leonard(1990)에 따르면, 실천적 차원이 없는 비판이론은

"자가당착"(p. 3)이다.

비판사회이론은 집단들의 경험을 구조화하며, 역사적으로 형성된 지배 이데올로기와의 관계에서 집단들이 어떻게 존재하는지를 서술한다. 비판이론이 옹호하는 특별한 과정은 억압적 조건에 대한 서술을 이용하여 사람들이 자기 해방적 실천을 하게 하는 것이다. 이 자기 해방적 실천이 정확히 어떻게 일어나게 되는지는 명료하지 않지만, 그 실천이 연구자나 다른 누군가에 의해 사람들에게 강요되지 않아야 한다는 것은 분명하다.

비판이론은 이데올로기와 허위의식이라는 개념을 사용하여 사회현상이 덜 억압적일 수 있는 방식을 확인하고자 하며, 현재의 억압적 상황에 내재한 대안적 가능성을 찾고자 한다. 비판이론의 궁극적인 목표는 대안적 해석을 인식하게 된 결과로서의 인간존재의 해방이며, 이는 다른 그리고 더 나은 미래를 포함한다. 이데올로기와 허위의식이라는 주요 개념들에 대한 비판사회이론의 접근법이 어떻게 담론분석에 영향을 미치는지를 이해하기 위해 이 개념들을 지금 설명할 것이다.

● 이데올로기와 허위의식

Althusser(1971)는 이데올로기를 "개인들이 가진 자신들의 실제적 존재 조건에 대한 상상적 관계의 표상representation"(p. 162)이라고 정의한다. 그는 이데올로기를 은폐된 가치가 체계적 양상으로 사람들을 억압하기 위해 작동한다는 사실을 모호하게 하는 과정이라고 주장한다. 이는 이데올로기가 사회적 관계에 대한 하나의 해석이라고 말하는 것이다; 해석(혹은 표상)은 사회적 의미를 낳고, 사회적 결과를 초래한다.

예를 들어, 마르크스주의 이론은 자본주의 경제체계 아래에 있는 사람들과 그들의 존재 조건 간의 관계에 대한 표상(혹은 해석)을 제시한다. 다른 말로 하자면, 마르크스주의는 노동계급의 사람들을 억압하는 효과를 가진 소유계급의 이데올로기에 대한 서술을 제시한다. 마르크스주의 이론에 의해 제시된 설명은 소유계급의 은폐된 가치가 작동함으로써 사람들(이 경우 노동계급)이 어떻게 억압되는가를 서술한다.

이데올로기는 관련된 사람들에게 제시된다면 그들이 인식할 수 있을 것이다. 그러나 그들에게 지금은 숨겨져 있는 억압적 해석 interpretation(Althusser의 용어로는 표상)의 존재와 기능으로도 서술될 수 있다. 예를 들어, Habermas(1971)는 진전된 산업화 사회에서는 개인들 삶의 점점 더 많은 영역에서 그들이 희생자라는 것을 지각하지 못하도록 막는 지배의 도구로서 무의식적으로 기능을 하는 이데올로기가 존재하며, 이것은 자본주의에서와는 다르다고 주장했다. 그러나 비판이론가들은 이 표상이 제시될 때, 사람들이 표상과 이데올로기의 억압적 결과를 인식할 수 있으며 그들의 사회적 현실에서 그것을 이해할 수 있다고 주장한다.

마르크스주의 이론에 따르면, 자본주의 이데올로기는 노동계급에서 허의의식을 생산한다: 개인의 노동이 사적 이익을 가져온다는 환상. 마르크스주의 이론은 노동계급의 노동이 그들 자신을 위해서가 아니라, 오히려 소유계급의 이익을 위한 생산 조건(그리고 관계)을 재생산하기 위해서만 기능한다는 표상(혹은 해석)을 노동계급에게 제공한다. 마르크스주의는 그래서 이 억압적 이데올로기를 사람들이 그들의 삶에서 인식할 수 있는 방식으로 서술할 것을 주장한다.

마르크스주의 이론은 *허위의식*이란 용어를 사용하는데, 이는 마르크스주의가 지배관계를 *폭로하는, 진정한 의식*을 가정하기 때문이다. 그래서 마르크스주의 이론은 자본주의 아래에 있는 사람들의 존재 조건에 대해 가능한 다른 표상(혹은 해석)의 타당성을 거부한다.

한편, 프랑크푸르트학파의 저자들은 기만이 일어나고 있다는 것을 결정하는 과정에서 호소하기 위해, 존재조건에 대한 절대적으로 진정한 설명 혹은 *진실한* 해석이 있다는 것을 가정할 필요는 없다고 주장한다. 허위의식의 원인이 되며, 담론 내에 깊이 숨겨져 있는 어떤 진정한 의미나 해석이 있다는 것을 가정할 필요는 없다(Dreyfus & Rabinow, 1983). 오히려 그들은 사람들이 현실에 대한 하나의 해석에 의해 망상에—그 상황에서 그들에게 더 바람직하거나 더 설명력이 있는 것으로 보이는 다른 해석에 의해만 그것이 그들의 망상이라고 생각될 수 있을 뿐인 망상에—빠질 수 있다고 주장한다. 그 해석이 어떤 객관적인 의미에서는 더 이상 진정한 것이 아닐 수 있으나, 특정한 상황적 맥락에서는 그리고 특정한 시간에서는 사람들에게 사실 더 바람직한 것일 수 있다. 더욱이, 거기에는 그러한 많은 경쟁하는 의식들이 있다. 담론분석, 페미니즘, 해석적 문화기술지 그리고 비판적 해석학과 같은 탐구 전통 모두는 사회비판 이론가와 함께 이 바람직한 설명이란 견해를 공유한다(Denzin, 1997).

근본주의와 비판사회이론의 비판

근본주의foundationalism는 담론분석의 방법론이 반근본주의라는 것을 보여주기 위해 논의될 것이다. 왜냐하면 담론분석은 비판사회이론의 근본주의 비판에 동참하며, 이를 확장시키기 때문이다. 이 논의는 담론분석의 권력관점이 서술하는 권력관계에서 그 자체의 입장이 가진 문제들에, 그리고 비판이론에 대한 Leonard의 정의에 의해 요청된 행동을 위한 권고사항 작성에 포함되는 문제들에 어떻게 접근할 것인가를 설명하는데 도움이 될 것이다.

*근본주의*란 용어는 과학적 탐구에서 경험·분석적 전통의 근거를 이루는 몇 가지 가정을 말한다. *경험·분석적* empirical analytic이란 말은 경험적 혹은 관찰 가능한 증거를 자료로 사용하는 것을 의미하는 경험적empirical이라는 용어와 구분된다(Lowenberg, 1993). *경험·분석적* 전통은 선재한다고 가정되는 실재reality를 감각 자료를 통해 서술하기 위한 더 협소한 접근법이다.

소위 *자연과학*은 가장 흔히 인용되는 경험·분석적 전통의 예이며, 동시대의 철학적 저술에서 *근본주의*로 명명되는 것의 예이다. 자연과학은 물리학, 생물학, 그리고 화학을 포함하며, 경험·분석적 과학의 방법은 원래 자연 현상에 대한 기술적 이용과 통제를 위해 고안되었으며, 명백하게 이를 목적으로 한다(Held, 1980; Kusch, 1991).

비판이론가들 가운데 Habermas는 인간존재가 원래 자연을 위해 고안된 이 통제 전략들의 주체와 객체, 둘 다가 된다고 주장한다(Kusch, 1991). Habermas(1971)는 과학, 테크놀로지, 산업, 그리고 행정의 기능이 서로 밀접하게 관련된다고 본다. 이 이데올로기들은 예측가능성과 효율성이라는 가치에서 자유롭다고 가정된 목표를 명목으로, 자연과 인간에 대한 기계적 통제의 수준을 지속적으로 상승시킨다. 비판사회 이론가들이 제시한 비판에서 과학에서의 경험·분석적 전통의 근본주의적 가정은 *논리실증주의*logical positivism이라 불리는 경험주의 학파의 철학·사상에 의해 서술된 것으로 언급된다.

논리실증주의는 비엔나 학파의 철학적, 과학적 입장에 대해 붙여진 이름이다. 수학자와 철학자로 이루어진 이 집단은 1907년에 비공식적으로 만나기 시작했으며, 1930년대 중반까지 지속적으로 출판하였다(Passmore, 1967). 그들은 과학에서 유의한 모든 진리진술을 위해 과학적 기준을 설정하려 시도하였으며, 과학적 지식 자체의 개념적 본질이 이해된다는 것을 가정하였다(Mish'alani, 1988).

논리실증주의의 근본주의적인 접근법에는 경험·분석적 과학에서의 진리진술관계에 선재하며, 해석되지 않은 객관적 실재가 존재한다고 보는 것과 관련한 네 가지 주요 가정들이 있다. 이 네 가지 가정들은 비판사회이론에 의한, 그리고 담론분석의 접근법에 의한 근본주의 비판을 이해하는데 중요하다.

첫 번째 가정은 객관적으로 실재하는 세계에 감각 지각을 통해 사람들에게 이용 가능한, 해석되지 않은 혹은 선해석된 사실들이라는 *근본* foundation이 존재한다는 것이다. 두 번째는 우리의 감각 지각과 이러한 절대적 진실인 (그리고 접근 가능한) 사실 사이에는 직접적 대응이 존재한다는 것이다. 세 번째 가정은 사실과 가치는 각 다른 것에 독립적인 별개의 개념이며, 경험·분석적 과학은 가치를 동시에 다루지 않으면서 사실만을 다룰 수 있다는 것이다. 네 번째, 그래서 한 상황에서 진정한 사실만을 다루는 경험·분석적 과학은 개념들의 철학적 본질이나 인과관계와 같은 그것들의 관계를 식별할 수 있다(Held, 1980).

비엔나 학파에 의해 서술되었던 것처럼, 논리실증주의는 근본주의 가정에 근거하여 경험·분석적 전통이 가치에서 완전히 자유롭다는 것을 주장하면서, 과학적 방법을 요청하였다. 이 가정들은 경쟁하는 다른 견해들에 대해 가치에서 자유로운 비판을 제공할 수 있는 입장을 구성한다. 논리실증주의는 경쟁하는 주장들을 평가할 수 있는 초월적이고 독립적인 근거가 존재한다고 가정한다.

"드러난 그대로의 사실bare fact"이 존재한다고 가정하는 것 역시 이론적 주장과 경험적 주장을 구별하기 위해 호소할 수 있는 독립적인 근거를 허용한다. 이러한 가치에서 자유로운 관점에서는 "드러난 그대로의 사실"에 대한 주장에 근거하지 않는 어떤 연구 전통도 불법적이거나 혹은 비합리적인 것으로 거부될 수 있다.

근본주의 가정에 근거하여, 인간의 합리성은 그래서 경험·분석적 과학의 관점으로 한정되며, 윤리학이나 미학과 같은 다른 모든 담론들은 부정된다고 논리실증주의는 주장한다. 고로 이 견해에서 과학은 실재가 합리적으로 제시될 수 있는 유일한 양상이다(Held, 1980). 따라서 철학과 윤리학은 과학적 주장을 비판할 근거가 없는데, 왜냐하면 경험·분석적 과학이 그렇지 않는데 반해, 이 학문들은 가치 판단을 인정하기 때문이다.

이러한 맥락에서, 몇몇 비판사회 이론가들은 사실과 가치의 분리를 거부하지만, "드러난 그대로의 사실"이 존재한다는 것을 거부하지 않으면서 경험·분석적 전통의 가치중립성을 거부한다는 것을 주목해야만 한다(예를 들어, Althusser, 1971을 보라). 그러나 일반적으로 비판이론가들은 비엔나 학파의 논리실증주의자들이 서술한 근본주의적 주장을 거부한다.

다른 사람들은 논리실증주의가 서술한 근본주의 가정을 인간과학 혹은 사회과학에 적용한다. 그들은 그 분과학문들이 자연과학의 모델 위에서만 진정한 과학의 지위를 향해 진보하는 것으로 보일 수 있다고 주장한다. 비판이론가들과 다른 사람들은 논리실증주의의 가정들과 이 가정들을 사회과학으로 확장하는 것에 반대했다. 예를 들어, Foucault는 "자연과학을 토대로 인간과학의 모델을 만드는 것은 의심스럽고 위험한 시도로 인간과학에 치명적이다"(Dreyfus, 1987, p. 311)

라고 주장한다.

프랑크푸르트학파의 저자들은 진정한 지식에 대한 근본주의적 주장들이 가치에서 자유로운 것이 아니며, 오히려 분명히 특정의 사회적 기도, 가치, 이해관계, 젠더, 인종, 계급, 그리고 의제들에 연루된다는 것을 설득력 있게 보여준다. 그들은 서구의 과학이 가치에서의 자유를 주장함에도 불구하고 (혹은 아마 이 때문에) 사회적으로 관계된 것이 되고 정치적으로 권력적인 것이 되었다고 주장한다(Seidman & Wagner, 1992). 사실 비판이론가들은 가치와 이데올로기적 요소가 없는 것을 요지로 하는 어떤 사실들이 존재한다는 것에 대해 회의적이다(Street, 1992).

프랑크푸르트학파의 비판이론가들은 과학의 가치에서의 자유라는 근본주의 가정을 명목으로, 인정되지도 않고 진술되지도 않으며 그리고 검토되지도 않은 어떤 일련의 가치가 그 자체의 기준에 의해 분석되지 않고도 다른 모든 것에 대해 우월성을 차지했다고 주장한다. 이 일련의 가치들은 예측, 통제, 이용 그리고 효율성이라는 가치를 포함한다. 더 최근에는 가치에서 자유로운 방법들을 통해 가치에서 자유로운 진리를 생산할 수 있는 과학의 능력을 주장함에 있어, 계몽주의적 천진함은 실패했다고 주장되고 있다(Seidman & Wagner, 1992). 다른 말로, 논리실증주의에 의해 서술된 것과 같은 경험·분석적 전통의 근본주의적 접근법은 하나의 이데올로기이다.

사실이 이론과 진리를 구별할 수 있는 독립적 근거가 될 것이라고 추정되는 것을 제공하기 때문에, 사실과 가치가 분리될 수 있다고 가정하는 것은 사실만을 다루는 것이 가치와 함께 다루는 것보다 *더 낫다*는 것을 의미한다고 비판이론가들은 주장한다. 또 이 가정은 사실만을 다루는 것이 가치 요소를 가진 사실들을 다루는 것에 의해 생산된 결과보다 인간을 위해 *더 나은* 결과를 생산할 것이라는 것을 함축한다.

근본주의는 세계를 중립적 대상들의 영역으로 간주하기 때문에, 근본주의과학은 그래서 그 자체를 중립적인 대상, 즉 자기이해에서, 사회적 기원에서, 혹은 가치에서 벗어난 대상이 아닌 다른 어떤 것으로도 검토할 수 없도록 한다(Held, 1980). 근본주의과학은 그래서 그 자체의 것을 제외한 모든 활동에 인과적 분석을 받게 한다(Allen, 1992).

매우 중요한 이론적 조처로, 비판이론가들은 객관성, 효율성, 예측, 통제, 그리고 가치에서의 자유라는 이상들 그 자체가 가치라고 지적했다. 진리 판단(그러한 것이 있다면)이 거짓판단보다 낫다는 개념은 그 자체가 평가적인 진술이다(Held, 1980, p. 171). 만약 과학이 진실로 가치에서 자유롭다면, 과학은 또한 이데올로기적 결과에서 자유롭다는 것이 당연할 것이다. 그래서 가치에서의 자유라는 가정은 필연적으로 이데올로기적 수단을 통해 과학의 체계적 억압이 작동할 가능성에 대해 탐구할 수 있는 여지를 주지 않을 것이다. 고로 근본주의는 사물들이 다른 상황에서는 그것들이 과학적 방법에 의해 현재 서술되고 있는 것과는 다를 수 있다는 가능성에 대한 고려를 배제한다(Seidman, 1992, p. 173). 이것은 실증주의에 근거한 경험·분석적 과학이 과학적 활동에 의해 구성된 의미가 아닌, 행위자에 의해 행위에 부여된 다른 의미의 가능성을 합리적으로 탐구하지 못하게 한다는 것을 말한다.

검토 중인 개념들을 불안정하게 하는 경향이 있는 복수의 해석 가능성을 피하기 위해 근본주의과학에서는 개념과 방법의 의미가 구체화된다. 방법론적 전통은 윤리적 선호성의 기준에 근거한 비판과는 별개로 지지되는데, 심지어 그것들이 이데올로기적 기만과 왜곡(Seidman, 1992, p. 173), 그리고 억압을 구체화하고 있는 것이 분명할 때도 그렇다.

근본주의는 그래서 인간human agency이란 개념을 객관적이고 측정가능하며 가치에서 자유로운 일반적인 사회 구조의 지지체 혹은 담지체이라는 개념으로 환원한다(Leonard, 1990). 그러나 비판이론가들은 개인들이 사회 구조에 영향을 줄 수 있고, 이에 영향을 받을 수 있다는 것을 지적한다. 예를 들어, Seidman(1992)은 사람들에 대한 근본주의 과학의 권력 효과를 관찰했다. Seidman은 근본주의 과학이 "이론의 지적 모호성과 사회적 무관성을 조장하고, 공중도덕과 정치적 담론의 쇠퇴에 기여하며, 능동적인 시민의 쇠약을 심화한다"고 주장한다(p. 64). 다른 말로, 그것은 권력신장을 막는 이데올로기다.

분명히 인간 행동은 복잡한 확률 통계학과 통계학적 모델을 사용함으로써 정말로 조절되고, 예측 가능해지고, 통제 가능해지며, 서술 가능해진다(Held, 1980). 이런 조건 하에서는 사회적 행위가 정말 *자연계의* 인과 구조에 지배되는 것으로 보인다. 그러나 사회적 삶이란 *사실*에 대해, 자연과학에서 발견된 것과 같은 접근법을 사회과학이 사용하는 것은 역설적 진리를 보여준다. 근본주의의 방법은 인간을 비판적 반성의 주체로 생각하기보다 구성된 대상의 구조화된 의식으로 물화하는 경향이 있다. 관찰 가능한 것이 유일한 가능성으로 여겨지며, 결과적으로 맥락, 역사, 가능성, 그리고 상황성은 상실된다.

근본주의과학의 의도하지 않은 결과의 예로, 미국의 학령전기 아동을 위한 텔레비전 프로그램인 *Sesame Street*의 구성을 보자. 이 프로그램의 구조는 학령전기 아동들이 특정 상황에서 가장 잘 학습한다는 것을 보여주는 심리학 연구에 근거하며, 인간 모습을 한 움직이는 다채로운 색깔의 이미지들이 매우 짧은 시간동안 떠들썩하게 등장하는 것을 특정 시간 주기로 반복해서 보여준다. 이 연구는 학령전기 아동이 다른 방식으로 *배울 수 있는* 혹은 그들이 성숙해감에 따라 *배*

워야만 하는 가능성에 초점을 두지 않는다; 오히려 이것은 표본이 근본주의 가정에 근거한 과학적 관찰 사항에 의해 측정될 때, 얼마나 배웠는가에만 초점을 둔다.

프로그램을 구조화하는데 있어서 학령전기 아동이 성숙할 수 있도록, 즉 더 긴 주의집중 시간을 가질 수 있도록 격려할 수 있는 가능성은 고려되지 않고, 이 정보가 세심하게 지켜진다. 불행하게도 학령전기 아동들은 도전하지 않고 그 학습시기에 머무를 수 있다. 더 큰 아동을 위한 텔레비전 프로그램들이 더 많은 시청자를 잡기 위해 *Sesame Street*를 흉내 내기 시작했다. MTV는 10대를 위해 같은 접근법을 이용하며, 신문 *USA Today*는 성인을 위해 같은 구성을 따른다(Stewart & D'Angelo, 1988). 결과는 전 세대의 사람들이 40초 이상 지속되는 어떤 줄거리도 따라 갈 수 없다는 것이다. 요점은 학령전기 아동의 학습에 대한 서술은 정상적인 것을 *서술했다*는 것뿐만 아니라, 가능한 것이나 바람직한 것에 대한 생각 없이 정상적인 것을 *생산했다*는 것이다.

근본주의는 자연 세계의 현상들에 대한 기계적이고 인과적인 설명을 지지하기 위해 극히 유용한 방법을 제공해왔다. 그러나 "자연 세계natural world"로 간주되는 것, 그 자체가 이데올로기적 결정이며, 그런 것으로 인식되어야만 한다는 것을 주목해야 한다(Street, 1992). 기술적 이유는 본질적으로 문제가 아니다. 문제는 그것이 모든 타당한 지식의 모델로 사용된다는 것과 그것이 다른 어떤 관점에서의 비판에 대해서도 범주적으로 배제한다는 것이다.

근본주의 관점은 널리 알려진 난점에도 불구하고 자연과학과 사회과학에서 다양한 형태로 살아남는다. 논리실증주의는 궁극적으로 의미 하는 것의 의미를 결정할 수 없고, 검증, 증거, 과학적 설명, 그리고 분석이란 개념들의 본질을 정의할 수 없으며, 수학과 논리학의

선험적 본질을 확립할 수 없다(Mish'alani, 1988, p. 4). 혼성적 예들hybrid examples이 만들어지고 있으나, 비판사회이론가들의 근본주의에 대한 비판은 담론분석과 다른 해석적 방법론들의 비판을 공유한다.

포스트모더니즘

담론분석에 영향을 미치는 또 다른 중요한 것은 포스트모던 관점이다. 포스트모던 이론가들은 비판사회이론가들의 초월적 개념과 이론구축의 역할에 대한 주장과 관련하여 그들을 비판해왔다. 과학에 대한 모더니스트의 접근법은 이론화를 위한 근거로 특정한 초월적 개념들을 가정하는 것이다. 근본주의과학은 "드러난 그대로의 사실"이 존재한다는 것과 "지식의 한 양상으로서의 인식론적 우수성"과 같은 특정한 초월적 개념들을 가정한다는 점에서 모더니스트이다(Seidman, 1992, p. 59).

한편 포스트모더니즘은 더 국지적인 특성에 대한 상황적 설명을 지지하여, 총화 내러티브totalizing narratives와 보편적 물화 개념을 (심지어 지배나 해방과 같은 개념들도) 거부한다. 이것은 특정 상황에서 작용하는 의미 만들기 과정을 관찰함으로써 특정한 맥락의 권력관계를 분석하려 하는 공공연하게 도덕적인 분석이다. 포스트모더니즘은 담론과정에서 밝혀진 물화된 개념을 분석하는 것이 아니라 과정 자체를 분석한다.

비판사회이론이 근본주의를 비판함에도 불구하고, Leonard(1990)는 그것을 모더니스트라고 본다. 왜냐하면 비판사회이론이 과학의 초월적 개념들을 비판하면서도, 그 과정에서 다른 초월적 개념들을 사용하기 때문이다. 예를 들어, 비판사회이론은 부정할 수 없는 "진정한 사실들"이라는 근본에 대한 경험 · 분석적 개념에 비판적이지만, 보편적이고, 몰역사적이며, 초월적인 다른 개념들을 가정한다. 비판사회이론은 진정한 사실이 존재한다는 주장과 같은 의미에서 보편적일 수 있는, 예를 들어, 억압, 권력신장, 그리고 해방이라는 개념들을 가정한다.

비판사회이론이라는 모더니스트의 프로젝트는 근본주의과학의 이데올로기적 기능을 제거하기 위해 고안되었다. 그러나 그렇게 하는 데 있어서, 비판사회이론은 해방적 방식으로 사회를 재구성할 수 있는, 초월적으로 타당한 원리들로 가정되는 것들을 사용했다(Seidman & Wagner, 1992). 비판사회이론의 모더니즘은 그래서 두 가지의 스스로 부과한, 양립 불가능한 과제로 고통 받았다: "모든 인간 활동을 포함할 수 있도록 충분히 포괄적인 것, 그리고 평범하지 않은 방식으로 이를 할 수 있도록 충분히 특이적인 것."(Nicholson, 1992, p. 83)

Leonard(1990)는 비판사회이론이 모더니스트라는 중요한 증거가 있다는 주장을 지지한다. 비판이론가들은 마르크스주의와 같은 일부 비지배적인 근대성 담론에서 발견되는 개념들이 모든 인간 존재에 대해 구체화되고 일반화될 수 있는 변화전략의 원천이라고 믿는다. 비판이론가들은 해방적 이해관계를 보편화한다는 것 (그리고 그것을 프롤레타리아에 둔다는 것) 때문에 마르크스주의 이론을 비판했으나, 더 일반적인 지배, 의사소통, 그리고 합리성에 대한 자신들의 주장이 타당하기 위해서는 초월적이어야만 한다고 주장함으로써, 사실 그들은 스스로 유사한 오류를 범했다(Leonard, 1990). 더 작은 것은 이론적으로 유용하기에는 너무 상대적이었다. 더 큰 것은 해방적이기에는 충분히 구체적이지 않았다. 비판이론은 그래서 인정되지 않는 상황적 입장에서 보편적 진리를 주장하면서, 고로 의도하지 않은 이데올로기적 결과의 가능성이 있는, 또 다른 "이해관계에 관련된" 탐구로 보일 수 있다(Aronowitz, 1992).

긍정적인 측면에서 보자면, 모더니즘은 담론 분석가와 같은 포스트모더니스트에 의해 더 확장되어진 역사성, 가능성, 맥락성에 관한 중요한 강조점을 제공했다. 포스트모더니스트는 (억압이나 해방과 같은) 초월적 개념들을 특정 인간 상황의 외부에 존재하는 것으로 가정하는 것을 피한다. 포스트모더니스트는 자연 법칙의 논리적 지위를 가질 수 있는 이론적 구성체를 가정하지 않는다.

Lowenberg(1993)는 포스트모던의 영향력이 현상학, 해석학, 그리고 상징적 상호작용주의와 같은 탐구를 위한 다양한 접근법들에 두루 걸쳐 관찰 가능한 효과가 있다고 지적한다. 담론분석가들 중에서, 예를 들어, Foucault는 사회과학을 위한 경험적 사실이나 초월적이고 보편적인 사회적 개념이라는 안전하고 객관적이며 가치중립적인 근거의 가능성을 거부한다(Seidman & Wagner, 1992).

보편적 규준에서 사회를 비판하는 대신에, 포스트모더니스트는 그들의 맥락 특이적인 사회적 기반에서 보편적 규준을 비판한다(Alexander, 1992, p. 343). 포스트모더니스트의 입장은 "과학과 비판 그리고 내러티브 간의 관계는 물론이고, 과학적 지식과 권력 그리고 사회 간의 관계도 다시 생각한다"(Seidman & Wagner, 1992, p. 2).

방법론적으로 "포스트모더니스트는 일반적인 이야기보다 국지적인 것을 선호하지만, 방법론적으로 세련되고 분석적으로 정보에 근거한 사회 분석을 반드시 거부하지는 않으며, 오히려 사회 탐구는 그것에 특권적인 인식론적 지위를 부여하는 어떤 방식에 근거할 수 있다는 주장을 의심한다"(Nicholson, 1992, p. 83). Foucault와 같은 포스트모더니스트는 이론 구축을 하는 것이 아니라 역사를 "하고do" 도덕적,

정치적 관심사를 초월적으로 타당한 물화된 실체로 보는 것이 아니라, 중심적 이슈로 볼 가능성이 더 많다(Seidman & Wagner, 1992).

포스트모던의 전통은 도덕적 의도를 가진 내러티브로 서술된다(Seidman, 1992, p. 47). 포스트모던 담론분석가는 사회과학에서 "진리"에 대한 논의에 근거한 연구전통의 합법성을 거부한다. 오히려 포스트모던 접근법은 의도가 실천적이고 공공연하게 도덕적이기 때문에, 참여할 수 있는 사람의 수를 증가시키려 한다. 국지적 내러티브는 하나의 역사적 입장에서, 현재의 상황에서, 그리고 미래의 가능성을 위해서, 그 상황에 내재한 권력관계를 살피면서 구체적인 사회 현장에서 사회적 상황들(예를 들어, AIDS, 홈리스, 이혼)을 분석할 것을 주장한다(Seidman, 1992, p. 73).

FOUCAULT

Michel Foucault는 인간과학에 경험·분석적 과학을 적용하는 것을 비판하면서 비판사회 이론가가 확장한 포스트모더니스트의 전통 내에서 저술하였다. Foucault의 작업은 구체적인 인간의 맥락에서의 권력개념을 강조한다. 그 자체의 전문성 영역에서 정의definitions를 생산한다고 주장하는 인간과학의 어떤 지식체에서도, 어떤 학문에서도, 오늘날 소위 말하는 "경험적" 정의들이 역사적으로 그리고 불연속적으로 변화하는 것으로 관찰되고 있다; 즉 그것들은 초월적이거나 보편적인 주체, 의미, 구조, 실재 혹은 과정을 반영하지 않는다(Allen, 1986).

그래서 이미 Wittgenstein은 모든 철학적 문제를 학문들 간의,

학문 내의, 그리고 간학제적 담론적 실천 사이의 긴장의 양상으로 처리할 것을 주장했다. Wittgenstein에 따르면, 철학적 이슈는 정의나 본질을 요구하지 않는, 담론적 실천 사이의 긴장으로 이해되어야 한다. 이슈들의 분석은 그것들의 구체성과 상황성에서 담론적 긴장에 대한 서술이 된다(Mish'alani, 1988, p. 4).

Foucault의 작업은 Wittgenstein에게서 나온 정의의 역사적 측면과 정의-생산적 담론이라는 개념에 의해 영향을 받았을 뿐 아니라, Nietzsche로부터 나온 정의의 역사적 권력적 요인들에 의해서도 영향을 받았다. 재정의하고자 하는 시도가 Nietzsche에게는 한 담론이 다른 담론을 능가하는 헤게모니 혹은 지배에 접근하기 위한 전략으로 보였다(Mish'alani, 1988). 그래서 어떤 것을 정의 혹은 재정의하는 행위는 권력의 이동을 낳는다. Nietzsche에서의 권력의 중요성은 Foucault의 작업에도 역시 반영되었다.

Nietzsche는 어떤 개념이 현재 사용되는 용법은 역사적 결합, 차용, 지배, 약탈, 교대, 치환, 전위, 그리고 부과를 구성한다고 주장했다(Mish'alani, 1988). 어떤 담론 혹은 지식체에서 소용돌이치는 "솜사탕" 같이 엉킨 실마리들은 Nietzsche가 계보학이라 부른 분석에서 끊이지 않고 풀려 나올 수 있다. Nietzsche를 따라, Michel Foucault는 분석에서의 어떤 시도도 다른 해석, 혹은 다른 권력지배를 고려해야 한다는 것에 동의했으며, 그 또한 *계보학*genealogy이라는 용어를 사용했다.

Foucault에게 담론은 현 시점에서만 분석될 수 없었다는 것이 당연하였는데, 왜냐하면 권력 요인과 역사적 요인은 시간 주기를 지나면서, 의미, 정의, 그리고 이해 당사자의 교체라는 얽혀진 매듭과 같은 것을 낳기 때문이다. 결과적으로, 담론분석에서는 Nietzsche의 의미에서의 계보학적 관점에서 나온 것과 같은 시간성을, Nietzsche의 의미에서 권력분석을, 그리고 Wittgenstein의 의미에서 또 다른 역사적으로 위치한 긴장 분석의 담론을 볼 수 있어야만 한다.

Foucault는 서구 근대 문명의 권력관계가 17세기 경에 시작된 몇 가지 중요한 개념적 변화에서 생긴 것으로 설명될 수 있다고 주장했다(Dreyfus & Rabinow, 1983). 자연과학의 발달, 산업혁명, 그리고 자본주의 국가의 발생은 철학자들이 인간주의 관점humanist perspective을 서술한 것과 같은 시기에 일어났다. Foucault에 따르면, 잘 기록된 이 변화들은 인간관리에 대한 서구적 실천에서 점진적이며, 일반적으로 인식되지 않은 변화를 동반하였다. 이런 재개념화와 함께, 권력, 사회, 과학에 관한 우리의 근대적 가정들과 인간 개념이 다시 짜여졌다.

자연과학의 출현은 종교와 미신에 묶여있던 전통적 개념화로부터 자연 세계에 대한 우리의 이해를 자유롭게 했다. 과학적 방법 이전의 자연 세계에 대한 이해는 마술적 사고나 전설과 미신, 교회의 공식적인 가르침, 혹은 군주의 신성한 권능과 같은 전통적 권위에서 물려받은 신념에 근거했다. 자연과학이 출현한 데에는 경험 · 분석적 방법의 발달과 관련된, 결정에 관한 민주적 목표가 있었다. 새로운 방법에서 진리주장은 사람들이 몇 번이고 수행할 수 있고 관찰할 수 있도록 명료하게 정의된 규칙을 따르는, 반복 가능한 조사를 조건으로 하는 것이 되었다. 새로이 나타난 자연과학의 중요한 목적은 자연 환경의 역경을 통제하는 것이었다. 우리가 알고 있는 것처럼, 감염통제나 예방접종과 같은 분야에서의 인상적인 결과는 근대 과학이란 신기원을 예고했다.

동시에, *인간주의*humanism이라 불리는 철학적 관점의 출현은 인간 존재(혹은 적어도 권력의 입장에서 그들에 의해 인간으로—즉 백인 남성으로—*정의되는* 선택된 일군의 사람들)의 자유, 평등, 그리고 우애를 강조하였다. 이 철학적 지향은 종교적 군주제 아래에서 사람들에 대해 가졌던 전통적 가정들과 대조된다. 예를 들어, 왕의 신성한 권력은 공식적으로 절대적인 것으로 인정되었으며, 권력이 더 적은 어떤 사람의 상호교환 가능한 본질은 군주가 선택한 어떤 방식으로든 신성한 권리를 행사하는 것을 가능하게 했고, 이는 통상적으로 외부적 강제력을 포함하였다. 예를 들어, 군주는 왕의 농노를 침입하여 잡힌 자에 대한 본보기로 공개적으로 고문하고 사형에 처하는 것을 선택할 수 있었다. 침입자의 사적인 신분은 신성한 권리의 행사 이외에는 아무런 의미도 없었다. 그러나 인간주의적 관점에서 초보적인 "천부적 권리"와 "개인의 권리"가 나타나기 시작했다.

이 시기 동안 서구 문명에서 가장 잘 기록된 변화는 같은 시기에 발생한 산업혁명과 자본주의 경제이다. 자본주의 경제에서 노동자원으로 훈련된 노동자들이 대규모 집단으로 이동하는 것은 국가 간의 성공적 경쟁을 위해 중요해졌다. 이 체계의 지속을 위해 안정적인 훈련된 집단의 사람들이 충분한 수로 재생산되어야 했다. 자본주의 경제는 대규모의 이민, 널리 퍼진 기근이나 질환, 혹은 장기간의 전쟁으로 혼란스러워졌다.

그래서 유순하고 안정적인 노동력을 점진적으로 꾸준하게 재충원하는 것은 당시 출현하고 있던 자본주의 국가에 결정적으로 중요하였다. 자본주의는 산업 노동을 위해서 적어도 최소한의 훈련된 인구를 요한다. 사람들은 봉건 경제의 노동력에서 그랬던 것처럼 상호 교환 가능하지 않았다. 이는 개별적인 인간 육체에 대한 영향력과 통제를 위해 기술적 조언과 노동자 재생산에 대한 관심이 자본주의의 성공에 결정적으로 중요해졌다는 것을 말한다.

Foucault의 관점에서, 이 세 가지 개념의 변화는 근대 서구의 문명화를 이해하기 위해 매우 중요하다. Foucault는 근대적 삶이 여기에 살아가고 있는 우리의 그것과 유사한 것으로 결정되는데 역할을 한, 또 다른 중요한 관점의 변화를 추가한다. 경험 · 분석적 과학, 인간주의 그리고 자본주의 이외에, Foucault는 이 세 가지의 발달과 밀접하게 관련된 권력 개념화의 변화에 대한 증거를 제시한다. 근대 서구문명의 권력 개념화에서의 이런 변화에 대한 Foucault의 서술에 근거하여 담론분석은 권력관계를 서술할 수 있는 추진력을 얻는다.

몇 가지 개념들이 Foucault의 관점을 구성하는데, 이것들은 담론분석을 고려할 때 이해를 위해 중요하다. 이 주요 개념들은 권력(생물학의 중요한 역할을 강조하기 위해 생체권력bio-power이라고도 불린다), 저항, 육체, 사회과학, 사회적 요원social agent, 그리고 사회 통제의 의학화와 임상화이다. Foucault에 따르면, 이 개념들은 문화적 신화나 이데올로기, 혹은 의문의 여지가 없는 가정으로 작용하게 되는 사회적 수준에서 존재한다. 이 개념들은 함께 더 큰 사회적 목표에 영향을 주는 것은 물론이고 일상생활의 미시적 실천에 대한 방침을 전달하는, Foucault가 "전략strategy"이라 부른 것을 고무한다. Foucault는 이 전략을 생체권력, 혹은 훈육적 권력disciplinary power, 혹은 권력/지식이라 부른다.

생체권력은 자본주의 경제 체계와 같은 현 상태의 권력관계의 지속을 지지하는 자발적이며 유능한 육체의 생산에 관계한다. 이러한 근대적 권력의 표상이 Foucault는 특정의 구체적 상황에 있는 사람들을 어떻게 통제할 것인가라는 구체적 질문에 대답하기 위한 탐구의 한 양상으로 시작되었다고 주장한다. 이 접근법은 근본주의과학에 의해 자연 세계에 대해 사용된 통제 전략의 성공에 근거한다.

17세기 이전에 인간 생활의 사소한 세부사항에 대한 통제는, 예를 들어, 역병이 발생한 기간동안 저녁에 사람들을 집에서 나오지 못하게 하고, 그 지역의 지정된 시민으로 하여금 실제적으로 수를 계산하게 하였던 것과 같은 예외적 상황에서만 일어났다. 17세기경, 이런 성공적인 통제 조처는 자본주의와 인간주의의 영향으로 생긴, 인간통제에서의 새로운 도전에 직면하여 재등장하고 개정되었다. 자본주의 발생으로 야기된 인간에 관한 문제에 자연과학에서 그렇게 성공적이었던 새롭게 개발된 방법을 적용함으로써 현재 사회과학이라 불리는 것을 낳았다. Foucault는 자연과학에서 차용된 인간에 대한 통제의 측면을 강조하는 방식으로 사회과학을 일컫기 위해 훈육 테크놀로지disciplinary technology, 권력/지식power/knowledge, 그리고 인간과학human science이란 용어들을 사용한다.

Foucault는 인간 합리성의 발달에서 이 개발품들로부터 고안된 근대사회에서의 권력 개념화가 서구 문명에서 진보의 개념을 이해하기 위한 가정적 틀이 되었다고 주장한다. 감옥이나 기숙학교와 같은 한정적인 상황에 우선적으로 적용된 특이적 실천을 통해 개발되고 정교해진 권력과 통제의 실천은 법률 집행, 병원, 학교와 같은 다른 상황에도 적용되는 성공적인 전략이 되었다. 어떻게 더 나은 감옥을 건설할 것인가, 어떻게 더 나은 군사 훈련을 시행할 것인가, 학교와 병원을 어떻게 건설할 것인가에 관련한 담론은 더 효율적으로 그래서 더 성공적으로 그것들을 만들기 위한 방향으로 나갔다. 통제를 강조하는 이러한 접근법은 또 아동의 교육, 경찰의 지휘, 그리고 로버츠 기사단의 규칙과 같은 큰 집회와 모임을 위한 질서의 규칙에도 적용되었다. 이것들은 모두 이런 공통적인 생성기원의 과정 혹은 계보학을 가지는 사회 질서의 테크놀로지에 대한 접근법의 예들이다. 자연현상의 통제를 위한 경험·분석적 접근법이 사회세계에 성공적으로 적용되었고, 인간을 위해 더 나은 결과라고 가정된 정의를 위해 서구

문명의 진보와 연결되었다.

통제에 대한 이 특이적 담론들은 철학이나 혹은 이론 그 자체로 논의되거나 논쟁되지 않았다. 대신 담론은, 예를 들어, "우리가 모든 수감자 개개인을 볼 수 있지만, 그들이 감시되고 있다는 것을 알지 못하도록 하려면 어떻게 감옥을 지어야할까"와 같은 특이적이고 구체적인 상황만을 거론한다. 사회과학의 작업은 법률 집행, 건강관리, 사회학, 심리학 등등과 같은 각 학문의 틀에서 교육된 사회적 훈육의 구성원들에 의해 수행된다. 모든 사회적 훈육에 공통적인, 기초적이며 언급되지 않는 질서와 통제에 대한 가정들은 광범위하게 수용된 자본주의의 목적을 위해, 그리고 개별적인 인간 삶의 가치와 중요성에 관한 인간주의적 가정을 위해, 경험·분석적 과학을 사용하여 자연적 현상을 성공적으로 통제하는 것과 생성기원의 과정을 공유한다.

●——권력

다음은 서구 문명에서 근대적 권력의 형태에 대한 Foucault의 주장을 해석한 것이다. 이것의 모든 (일차적, 이차적) 출처는 이 장의 마지막에 있는 참고문헌 부분에 열거되어 있다. 권력이란 개념은 Foucault의 작업에서 가장 중요한 것인데, 왜냐하면 이것이 담론분석과 같은 관련 개념을 위한 근거를 형성하기 때문이다. 권력 개념에 대한 주요 설명은 Foucault(1978)의 『*성의 역사, 1권*』 서론에 있으며, 여기서 제시된 서술은 주로 거기서 나온 것이다.

1 권력은 목적 추구적이고 관계적이며 자기-조직적인 상호작용하는 힘들의 네트워크로 이해되어야 한다. 권력은 개인들이나 집단들 사

이에서 혹은 내부에서 긴장을 낳는다. 이는 권력이 확인 가능한 적용 예를 가지는 획일적이고 일방적이며 구체적인 현상이 아니라는 것을 말한다. 권력은 반드시 누군가에 의해 다른 사람에게 의식적으로 사용되는 하나의 전략으로 보이지는 않는다. 사회생활은 잔인한 물리적 강제력 대신에 미시 정치학과 협상 과정을 통해 변화하고 이동하는 권력관계의 망으로 보인다.

2 권력은 권력과 저항 사이의 힘 관계의 대립을 변화시키고, 강화하고, 혹은 역전시키는 지속적 투쟁과 대치에 작동하는 과정이다. 이는 권력이 맥락 특이적 상황에서 체화된 관계적 과정으로 서술되며, 사람들의 삶에 대한 그것의 이데올로기적 효과를 통해 부분적으로 확인 가능하다는 것을 의미한다.

3 권력은 세력관계들 혹은 긴장들이 상호작용하는 영향력의 망 혹은 체계를 형성하는 또 다른 것에서 발견하는 지지이다. 이는 권력이 어디에서 발견되든, 권력에 대한 저항 역시 발견된다는 것을 말한다. 예를 들어, 가부장제의 지배는 비-남성으로서의 여성에 대한 정의에 의해 편파적으로 유지된다. 다른 말로, 각각은 서로 다른 것을 필요로 하며, 각각은 다른 것의 용어로 정의된다. 각 개념은 다른 것을 구성하고, 다른 것에 의해 구성된다.

4 권력은 권력과 저항 사이의 내재적으로 모순적인 관계의 긴장이다. 다른 말로, 권력은 권력과 저항의 상충하는 목적과 목표에 의해 편파적으로 서술될 수 있다. 이 긴장은 다른 시간과 장소에도 적용되는 일반적인 용어로서가 아니라 그 상황에 있는 사람들에 관련한 특이적 용어로만 서술될 수 있다.

5 권력은 세력관계가 전략과 실천에서 그리고 이를 통해 가지는 효과로 알려진다. 전략과 실천의 한 예는 주변화 과정이다. 주변화는 비지배적인 담론이 제거되지는 않으나, 목표물을 제공하고 그래서 지배담론을 유지할 수 있는 긴장을 제공하는, 저항이라는 대안적 말하

기 위치speaking position로서 견디어지는 과정이다. 이 과정은 권력과 저항이 서로 다른 것과의 관계에서 정의되기 때문에 필요하다. 권력의 이러한 전략들과 실천들의 제도적 양상은 관료제, 법, 그리고 과학, 의학, 교육과 같은 다양한 사회적 헤게모니 담론에서 발견될 수 있다. 이데올로기는 권력관계에서의 지배의 개별적 예에서 보이는 전략의 하나로 이야기될 수 있으나, 권력은 Althusser(1971)의 의미로서의 이데올로기가 아니다.

예를 들어, 자본주의의 이데올로기는 노동자의 존재에 필연적으로 의존적이나, 동시에 자본의 생산에 관한 의사결정의 과정에서 노동자의 목소리를 주변화한다. 마르크스주의의 이데올로기는 사회 질서를 이해할 수 있게 해주는 관점을 제공한다. 권력관계의 한 특이적 예인 마르크스주의의 이데올로기를 포함한 사회질서를 이해하기 위해 권력관계를 대안적인 개념적 틀로 사용하는 것 역시 가능하다. Foucault에 의해 서술된 권력관계의 격자 혹은 망은 이론적 필요성에서가 아니라 맥락과 관련된 실천적 관심사에서 생긴 사회적 질서에 대한 이해를 구성한다.

권력은 시민의 추종을 보장하는 일련의 제도, 구조, 혹은 일련의 메커니즘이 아니다. 권력은 폭력 대신에 규칙에 의해 기능하는 정복의 양상도 아니다. 오히려 권력은 의식적인 방침이 없이 전략과 실천을 통해 기능한다. 이 지점에서 Foucault는 자신의 권력에 대한 주장을 서구 철학에 만연해 있으며 군주-신하 관계에서 민주적으로 정의된, 기본적 인권을 가진 인간이라는 개념에 근거하는 사법 담론의 권력 주장과 구분하고자 한다(Mish'alani, 1988).

권력은 우리가 어떤 본질주의적인 방식으로 부여받은 물리적

힘이 아니다. 권력은 한 집단에 대한 다른 집단의 전반적 지배 체계를 의미하지도 않는다. 사실 Foucault는 지배 상황이 억압받는 집단에서와 마찬가지로 지배자들 내에서도 많이 체화된다고 강조한다. 보통 지배 혹은 억압이라 불리는 권력의 개별적인 예들은 권력의 효과 혹은 말단형태이다; 그것들은 권력관계의 망 혹은 격자 내의 지점들이다.

권력은 그것이 사법 담론의 견해에서 개념화되는 것처럼 진리 혹은 개인이나 집단의 권리에 대한 부정적 억제로 생각되지 않는다. 대신에 권력은 진리, 권리, 그리고 개인에 대한 개념화에 생산적이다. 그것은 인간과학과 사회과학, 의학, 행형학, 교육학 및 정신과학을 포함한 다른 주요 담론들의 과정 혹은 담론적 실천을 통해 생산된다. 이 담론들 안에서 교육은 과학적 지식체가 인간 생활의 효율적 관리를 증가시킴으로써 서구 문명을 진보시키며, 행복을 포함하여 측정 가능한 결과를 산출하는, 가치에서 자유로운 진리를 생산한다는 것을 가정하는 사회적 요원social agent을 양산한다.

모든 권력에는 그것이 나오는 어떤 구심점도 없다. 대신에 권력은 권력과 저항 사이 긴장에서 끊임없이 이동하는 개별적 위치들의 망 혹은 격자를 구성한다. 긴장의 불균형 때문에 권력과 저항의 국지적이고 불안정한 상태는 지속적으로 증가되고, 해결되고, 역전되고, 교체된다. 권력은 어디에나 널리 존재하는데, 그것은 권력이 모든 것을 하나의 통일된 근원에서 생기는 것으로 견고화하지 않기 때문이다. 권력은 어디나 널리 존재하는데, 이는 특이적 상황에 있는 사람들 사이의 모든 관계에서 매순간 매상황 지속적으로 생산되기 때문이다.

권력은 각각 특정한 양상이란 맥락에서 서로 다른 복잡한 전략적 존재를 가진다. 이 전략적 존재는 보편적 적용을 주장하지 않으며,

그것의 국지적 효과에서 분석될 수 있다. 국지적 전략은 관련된 개인들과 집단에 대한 지배의 국지적 효과라는 견지에서 서술된다. 예를 들어, 젠더관계(예, 결혼)의 개별적 사례에서 권력의 존재는 한쪽 혹은 양쪽 참여자의 행위에 가해지는 제한이라는 점에서 분석될 것이다.

Foucault는 때로 권력을 권력/지식으로 언급하는데, 왜냐하면 담론에서 권력과 지식은 저항에 대한 관계에서 함께 결합되기 때문이다. 그래서 담론은 권력과 저항, 둘 다의 도구이자 효과일 수 있다. 그것은 권력을 전파하고 생산하나, 또 그것을 손상하고 폭로할 수도 있다. 유사하게, 침묵하는 입장은 권력이 일어나게 할 수 있으나, 또 권력의 장악력을 느슨하게 할 수 있으며, 저항을 위한 인내라는 모호한 영역을 제공하기도 한다. 권력관계에서 가장 중요한 분석 수준은 미시적 실천의 수준이다—즉 격자나 망의 말단 지점인 삶의 일상적 행위.

권력이란 주제에 대한 Foucault의 접근법에 관한 서술에서 나온 결론은 다음과 같다:

1. 권력은 획득되거나 소유되거나 혹은 공유되는 물화된 한정적 실체가 아니다. 그것은 누군가가 장악할 수 있거나 빠져나가게 할 수 있는 것이 아니다. 그것은 하나의 특이적 맥락에서 동등하지 않은, 변화하는 관계의 상호작용을 통해 *체화되거나 수행되는* 것이다.
2. 권력은 경제적 관계나 지식 관계 혹은 성적 관계와 따로 떨어져서 존재하지 않는다; 오히려 그것은 그것들 안에 내재한다. 권력은 상황에서 분할과 불평등이 발생할 때, 그 관계들의 즉각적인 체화 효과이다. 권력은 이 관계들에서 직접적인 생산적 역할을 한다.
3. 권력은 당국과 목표 집단 간의 제도화된 갈등이 아니다. 그것은 하향적 방식으로만 진행되지 않는다. 그것은 가족, 집단, 기관, 담론

그리고 관계에서는 물론 관료제에서도 기능한다. 때로 더 큰 규모의 힘의 흐름이 권력의 망에서 점들의 밀집으로 만들어지며, 이는 점들을 함께 결합할 수 있고, 재분배를 일으킬 수도 있다. 상위자 지배는 격자에서 점들이 견고화될 때 유지되는 효과이다. 이런 종류의 상위자 지배의 예는 계급과 젠더에 관해 각각 마르크스주의와 페미니즘에 의해 서술된 것들이 있다.

4 권력관계는 의도적이지 않다. 힘의 흐름에 방향은 있으나, 반드시 특정 사람들이나 집단을 억압하기 위해 전략이 계획되지는 않는다. 만약 권력관계들이 이해될 수 있다면, 이는 그것들이 "설명하는" 것의 예이기 때문이 아니라, 그것들이 공통적인 목적과 목표를 가지기 때문이다. 이 목적과 목표는 오직 드물게만 권력과 관련된 것으로 확인 가능할 뿐이다. 오히려 목적과 목표는 미시적 실천과 관련하여 구체화되며, 의도되지 않은 결과로 권력효과를 가진다. 예를 들어, 작업치료사의 목적과 목표는 흔히 권력과 관련된 것으로 생각되지 않으며, 오히려 개별적 대상자의 사회적 그리고 사적 이익을 위해 기능하는 것으로 생각된다. 작업치료사와 대상자의 관계의 권력효과 역시 확인될 수 있으며, 참여자들에게는 매우 교훈적일 것이다. 작업치료사가 찾은 방법과 결과는 작업 치료의 담론에 의해 표준화되지만, 치료사를 위한 권력을 생산하기 위해 의도적으로 고안되지 않는다.

그래서 권력관계가 반드시 개별적인 사람이나 집단의 결정 혹은 선택에서 생긴다고 말할 수는 없다. 사실 Foucault는 근대적 권력이 통제라는 특별한 목적과 관련하여 설정된 일종의 음모가 아니라고 주장한다. 그는 권력에 대한 자신의 개념화를 전략가가 없는 전략이라 부른다; 비록 그것이 권력/지식의 질서를 위한 방침을 제공하나, 조직화된 어떤 지식체도 전략의 기원이 된다고 이야기할 수는 없다.

권력의 논리, 질서, 혹은 전략은 흔히 교사가 앞에 있고 학생들은 앞을 향하게 설계된 교실과 같은 제한적 수준에서 매우 명료해 보이는 실천에 의해 특징지어진다. 체계의 논리는 분석될 수 있고, 목적은 완벽하게 이해 가능하나, 아직 어느 누구도 억압적일 수 있도록 특별히 고안된 논리를 가졌다고 이야기될 수는 없다. 전체적 전략은 역사적으로 구성되나 의도적이지는 않다.

5 권력이 있는 곳이면 그 어디라도 그 상황에 대한 암묵적 저항이 있다.

●——저항

저항은 권력에 대해 상대, 목표 혹은 지지의 역할을 한다. 권력과 저항은 각 다른 것을 구성하며, 그리고 각 다른 것에 의해 구성된다. 그것들은 각 다른 것에 준거하여 정의된다. 그래서 권력과 저항은 권력관계망의 모든 지점에서 함께 발견된다. 저항의 다양성은 그 상황에서의 지배와 관련하여 각각 특이적인 사례이다.

권력과 마찬가지로 저항은 1960년대 미국에서 일어난 시민 권리 운동과 같은 대규모의 반항이나 급진적 폭동을 형성하기 위해 연합할 수 있다. 저항은 하나의 작업장과 같은 특정 상황에 고립되어 남을 수도 있다. 저항은 권력에 대하여 작동하며, 긴장을 이동시키고, 새로운 동맹과 분열을 일으킬 수 있다. 또 저항은 어떤 세력관계에서는 권력에 의해 흡수되거나 합병될 수 있다. 저항의 흡수co-optation는 권력의 증가와 저항의 감소 혹은 분열을 낳는다. 흡수의 한 예는 접골의사를 의학 모델로 합병한 것에서 발견할 수 있다.

Foucault는 미세하게 착취되고 통제되는 주변적 실천과 담론을 주시하는 것이 교훈적인 것이라고 믿었다. 그 맥락에 존재할 억압, 잠재적인 주체 위치, 그리고 권력신장 전략의 유형들을 드러내기 위해, 그는 흡수되지 않은 실천이나 국지화된 저항의 지점들을 찾을 것을 제시했다. Foucault는 억압받는 저항의 전략 혹은 말하기 위치가 그것과 공존하는 억압적인 지배적 위치보다 어떤 식으로든 "더 나을" 것이라고 주장하지 않는다. 예를 들어, 허브 치료법과 같은 주변적 실천을 검토하는 것에는 본질적으로 문제가 있는데, 왜냐하면, 그것을 연구하는 것이 그것에 적용되어질 과학의 이데올로기를 유발하기 때문이다. 그것에 대한 서술은 정상화를 통한 흡수와 통제의 과정을 시작한다.

생체 권력

Foucault의 작업에서는 근대적 담론 시기에서의 권력의 형태를 *생체권력*bio-power 혹은 *권력/지식*이라고 서술한다. 생체권력이라는 Foucault의 개념은 이론적인 관심이 아니라 실천적 관심에서 생긴 근대성에 대한 해석이다. 그는 경쟁하는 해석이 가능하며, 나아가 그러할 것이라고 인정한다. 그는 특히 생체권력을 서구 사회과학의 "정상화 전략normalizing strategies"을 통한 인간사의 사회적 통제라고 말한다. Foucault에 따르면, 자연의 곤경에 대항하기 위해 그토록 착취적이고 성공적인 방식으로 사용된 근본주의적인 경험·분석적 과학의 기술적, 도구적 합리성은 근대 서구문명에서 모든 지식과 진리를 위한 모델이 되었다. 훈육된 사회적 요원들이 사회과학을 통해 인간에 대한 경험적 통제를 확장한 것은 서구 유럽식 문화에서 살아가는 모든 이들에게 현재에도 영향을 미치고 있는 전략가가 없는 광범위한 전략이다. 더욱이 근대적 권력 개념은 진보에 대한 모든 서술에 공통적이고 비가시적인 문화적 가정인 하나의 이데올로기로 기능한다.

비가시성invisibility이란 개념은 억압가설 개념에 의해 언급된다.

●——억압 가설

Foucault의 작업에서 억압가설repressive hypothesis은 생체권력의 의도되지 않은 결과라는 개념이다. Foucault의 억압가설 개념은 "권력이 그 자체를 조장하기 위해 의미의 환상을 사용하는 방식이라는 Nietzsche의 계보학"(Dreyfus & Rabinow, 1983, p. xxvii)에 영향을 받았다. Nietzsche의 작업은 의미의 환상이 조직화된 음모라는 개념에 호소하지 않고도, 통제 전략을 어떻게 지지하는가를 보여주었다. Foucault는 이 의미의 환상, 이 이데올로기를 *억압가설*이라 불렀다.

Foucault에 따르면 억압가설은 널리 지지되는 가정으로, 사회과학의 정상화를 통한 통제는 문명의 진보를 돕는데, 이는 그것이 가치에서 자유롭고 객관적인 진리를 생산하기 때문이라는 것이다. Foucault는 이 개념을 억압가설이라 부르는데, 왜냐하면 이것이 사람들 사이에서 과학적 진리의 권위에 대한 무비판적 태도를 야기하기 때문이다. 이 문화적 신화는 과학에서 일종의 신념을 낳았다. 예를 들어, 사람들은 자유롭게 접근 가능한 과학적 지식이 당국으로 하여금 일반인들에 대해 검증되지 않은 권력을 가지지 못하도록 한다고 가정한다(Dreyfus & Rabinow, 1983).

억압가설은 생체권력 기능의 이데올로기적 결과의 하나로 기능한다고 할 수 있다. 억압가설이 널리 가정되어질 수 있는 것은 궁극적으로 일상생활의 점점 많은 경우들에 대해 끊임없이 확장되는 통제의 역할 때문이다. 이런 방식에서 억압가설은 마르크스주의 이론의 허위의식과 닮았다. 그러나 Foucault의 경우, 대안적 표현 역시 주장될 수 있기 때문에, 어떤 "진정한" 의식도 없다.

생체권력과 억압가설 아래에서, 기술적, 도구적, 수단-목적적 추론은 사회적 원리의 수준으로 상승된다(Aronowitz, 1992, p. 302). 일상생활의 과학적 관리에 대한 저항을 옹호하는 급진적 사고는 속박되지는 않지만 들리지는 않는데, 왜냐하면 그것들은 매우 비논리적이며, 비합리적이고, 몰상식하며, 무질서하고, 미개하며, 비과학적인 것으로 보이기 때문이다. 설득은 방법이 아니라 내용이다(p. 309). 서구문명에서 설득은 사회과학의 정상화된 진리에 대해 *진보*의 정의로서 순응하는 것과 공공연하게 관련되는 담론이다. 억압가설 때문에 과학을 거부하는 것은 합리성을 거부하는 것으로 여겨진다. 인간들은 더욱더 강요되고 통제된다고 느끼지만, 과학적으로 결정된 정상적 행위라는 압박으로 인해, 고려해야 할 어떤 목표물도 가지지 못한다. 누가 진리를 반대할 수 있는가? 진리는 당신을 자유롭게 하지 않는가? 더 많은 연구, 더 많은 진리는 모두를 위해 더 나은 삶을 의미하지 않는가?

●_____고백

Foucault에게 사회과학과 관련된 또 다른 측면은 권위자로 보이는 사회적 요원에게 사적인 진실을 고백하는 자기 누설적self-revealing 주체의 창조이다. 고백행위와 억압가설은 둘 다 권력에 대한 근대적 개념화의 기능을 지지한다. Foucault에 의하면, 사적인 진실을 고백하는 것은 우리의 근대적 존재에서 하나의 강박관념이 되는 사회적 기능에 기여한다(Dreyfus & Rabinow, 1983). 과학에 근거한 훈육의 전형인 사회적 요원은 누설된 진리의 평가자라는 그들의 역할 범위 내에서 교육받는다.

고백은 건강관리의 준비를 위한 모델로 기여해 왔다. 사회적 권위자에게 자신들에 대한 진실을 누설한 개인들은 그 과정이 치료적이라고 믿는데, 왜냐하면 그것이 그들을 과학적으로 결정된 정상 범위와 비교하고 행위를 취할 수 있게 허용하기 때문이다. 예를 들어, 환자들은 자신들의 콜레스테롤 수준이 측정되도록 허용하고, 그래서 의학은 중재하고, 정상 범위로 그 수준을 조정할 수 있다. 우리 모두는 이러한 실천이 이익을 준다고 믿는다.

고백은 그래서 종교나 정신과학에 한정된 실천이 아니며, 교육학, 사회학, 간호학, 의학, 그리고 시청자 전화프로와 자조 서적self-help books의 형태로 대중문화에서 발견되는 것과 같은 담론들에서도 확인될 수 있다. 간호학에서 고백은 간호과정의 사정 단계에서 일어난다. 대상자는 사회적 요원인 간호사에게 고백하고, 간호사가 자신들의 진실을 간호과학의 정상화된 진리와 비교할 것이며, 그들이 "더 좋아지도록" 혹은 "질병을 예방하도록" 도울 것이라고 기대한다.

●——육체

Foucault는 인간의 육체를 생체권력, 저항, 고백, 그리고 억압가설이란 개념들과 연관된 사회의 미시적 실천을 작동시킬 수 있는 물리적 "공간space"으로 강조하였다. "우리 자신을 가시적이고, 알 수 있으며, 말할 수 있게 만들기 위한 전략의 담론적 역사에서, 우리는 건강과 질서, 질병과 무질서의 근원으로서의 육체에 대한 은유를 굉장히 많이 만들어 왔다"(O'Neill, 1986, p. 352). 의학과 같은 지배적인 가부장적 담론에서 목표는 종종 여성의 육체이다(McNay, 1992; Ussher, 2000).

육체는 권력/지식과 저항 사이의 권력관계의 망 혹은 격자에서 말단 지점(Doering, 1992)이며, 그리고 사회적 행위, 권력, 그리고 저항의 장소로 생각될 수 있다.

> 보편적이며 가치에서 자유롭고 몰역사적인 진리를 대표하는 인간 육체에 대한 지식 대부분은 더 정확하게는 육체에 특이적이며, 역사적 시간에서 상대적이고, 그 시대의 가치와 도덕으로 굴절되고, 현존하는 권력 구조에 영향을 받는 권력/지식 체계로 서술된다. (Allman, 1991, p. 3)

개별적 육체에 대해 점점 더 증가하는 통제의 과정은 개별적 육체를 대상objects으로 창조하는 담론의 사용을 포함한다. 부모들은 정상 범위를 서술하고 등급화된 척도에 따라 개인들을 서열화하는 것과 같은, 자신의 아이들에 대한 "중립적이고 과학적인" 관찰사항에 영향을 받는다. 그들은 어떻게 "정상적이고, 잘 조정된" 아동으로 기를 수 있는가에 관한 조언을 구한다. 개인을 대상으로 강조하는 것은 이 대상을 비추려 빛을 발하는 전등을 생산하기 위해 사용된 전략으로부터 관심을 전환한다. 그래서 관심은 영향의 과정, 훈육의 권력이 아니라 비추어진 대상을 향한다. 인간의 육체를 대상으로 창조하는 지식을 구성하는 과정에서 사람들은 자신들에 대해 말하는 것이, 심지어 그것이 비판적일지라도, 그들 자신의 건강과 행복 그리고 전체적인 사회의 선을 위해 중요하다고 믿게 된다.

●——사회적 통제의 의학화와 임상화

사회적 통제의 의학화medicalization와 임상화clinicalization(O'Neill, 1986, p. 353)라는 두 개의 과정은 생체권력, 억압가설, 고백, 의학, 간호학 그리고 육체 간의 권력관계를 밝히는데 기여한다. 이 연계들은 간호학에서의 담론의 역할을 정상화를 통한 과학적 통제라는 생체권력 전략의 확장에 참여하는 것으로 이해하는 것을 용이하게 한다.

사회적 통제의 의학화가 가시화되는 것은 한 문화에서 질서와 일탈이라는 "체계"의 문제들을 질환에 대한 의학모델의 용어로 언급하기 시작하고, 그럼으로써 미학과 윤리학의 그것과 같은 담론들을 지나쳐 버릴 때이다. 인간 문제는 논의와 비판을 위한 사회적 이슈로 보이지 않으며, 진단과 치료 모델의 견지에 해결되어야 할 "문제"로 보인다.

의학화의 과정에서 제도는 사람들의 공동체가 아니라, 체계로 구체화된다. 덧붙여, 상호작용적인 인간관계는 "결과"가 되고, "진단"은 특정한 도덕적, 사회적 맥락에 있는 인간 상황을 대치한다. 다음에는 상황적, 윤리적 그리고 인간적 차원이 제거된 이 기술적 문제들에 대한 기술적 통제를 위해 과학이 적용된다. 전에는 대상관계를 위해 사용되었던 용어로 이제는 사회적 관계를 서술하기 시작한다.

이와 같은 양상에서, 의학화의 과정은 그 용어들을 가치에서 자유롭다고 가정하며, 비판을 제거하고, 통제를 촉진하며, 그 결과의 바람직성을 가정하는 과학적 방식으로 "육체 언어body words"를 사용한다. 육체 언어의 예들은 부적응, 미세뇌기능부전, 과활동성 그리고 유전 같은 것을 포함한다. 예를 들어, 폭력은 최근에 "공공의 역병"으로 불린다. 이런 정의는 의학의 "질환" 접근법을 선호하며, 복잡한 사회적 맥락을 완벽하게 부인한다. 사회생물학은 사회적 문제에 육체 언어들을 사용하는 것과 유사한 예를 제공한다(Leslie, 1990의 논평과 함께 Rushton & Bogaert, 1989를 보라). 물론, 질환의 용어로 사회적 문제를 서술하는 것의 장점은 많은 자금이 현재 질환의 치료에는 유용하지만, 도덕적 문제를 언급할 수 있는 돈은 거의 없다는 것이다.

임상화의 담론적 전략은 의학화와 연계하여 기능한다. 사회적 질서와 일탈의 문제가 의학적 진단의 용어로 표현된다면, 다음에 이런 문제의 "치료"는 물리적으로 의학적인 공간—즉 간호사와 의사를 포함하는 사회적 요원의 권위에 의해 배열되는 임상 현장—에 있는 육체에서 일어나야만 한다.

의학의 임상적 사고는 그래서 사적인 정체성의 개념에 근거한 것이 아니라, 행위가 이루어져야 할 공간으로서의 인간육체라는 존재에 근거한 담론인 의학의 입장이라는 맥락에서 일어난다(Scott, 1987). 사실, Foucault는 권위자인 의사의 "배열하는 이론적 시선the ordering theoretical gaze"을 이용하여, 육체라는 공간 안에 질환 개념을 언어학적으로 재조직화함으로써 의학이 생겨났다고 주장한다. 이 이론적 재조직화는 Foucault가 의학의 담론을 위한 가능성의 역사적 조건 가운데 하나로 부른 것을 구성한다(Foucault, 1975).

예를 들어, 미국에서 변화하고 있는 건강관리체계는 인간육체의 공간에 적용되는 의학적 담론의 전통적 초점을 바꿀 수 있는 잠재력을 가진다. 의학적 관리 서비스에 대한 요금은 보험회사에 대한 지속적인 지불로 대치되고 있다. 이전의 체계에서는 사람들이 질병으로 치료받을 때 이윤이 발생하였으며, 후자 체계에서는 사람들이 건강하다고 말하고 자신들의 보험지불을 유지하면서 건강관리를 요하지 않을 때 발생한다. 후자의 체계에서는 건강관리체계가 사람들을 건강하게 지킨다면, 그 수입의 더 많은 부분을 유지하게 된다. 사람들을 건강하게 지킴으로써 돈을 벌수 있을 때, 의학화와 임상화의 과정은 건강을 치료받아야 할 임상적 조건이며, 그래서 더 많은 돈이 벌릴 것이라고 말하는 것이 될 것이다. 예방은 통제 전략이며, 질병은 체계의 실패로 처리될 것이다.

의학화와 임상화라는 밀접하게 연계된 과정들은 의학에 의한 현재의 사회적 지배를 보호하고 확대할 수 있게 기여한다. 시간, 공간, 담론은 초월적 개념이 아니다; 오히려 그것들은 우리들의 지각, 지각된 제한들, 선택사항들, 그리고 접근법을 특징지으면서 개별적인 육체들과 인구집단에 직접적으로 존재한다(Scott, 1987). 육체라는 물리적 공간에 대한 개념적 배열은 새로운 담론과 그것과 관련된 담론적 실천의 생성과 같이 또 다른 목적을 위해 창조되거나 시간이 지나면 해체될 수 있다.

●——사회과학과 사회적 요원의 역할

사회과학은 인간을 의미 있는 주체meaningful subjects로, 그리고 동시에 유순한 대상docile objects으로 구성한다. 이것은 인간이란 개념이 적절한 "정상적" 결과를 얻기 위해 그 자신의 경험을 말하고, 사회적 요원에 순응하는 누군가로 구성된다는 것을 의미한다. 생체권력의 통제는 경험·분석적 방법에 내재한 근본주의적 가정에 근거하여 사회과학을 통해 설정된 기준과 관련하여 개인들을 "정상화하는normalizing" 과정에 의해 증명된다. 고백은 정상화된 과학적 진리와의 비교를 통해 사회적 요원으로부터 영향을 받을 수 있는 말하는 개인들을 창조한다. 이 정상화된 진리가 사회적 요원에 의해 생산되고 사람들에게 적용된다.

예를 들어, 간호학을 포함한 많은 학문들에서 강조되는 사정as-sesment은 사정 대상자가 말하는 것과 그 학문에 의해 배열된 과학적 지식체가 서술한 정상적 소견을 비교하기 위해 말하는 주체를 이용한다. 사정은 정상에 대한 비교를 목적으로 수행되며, 중재는 "정상"이란 기준의 방향으로 이동시키기 위해 시작된다. 이 기준은 흔히 한층 더 과학적인 용어인 *결과*outcome로 제시되며, 이는 변이variation라는 개념으로부터 멀리 떨어진 개념을 택하는 것이다.

사회과학에 의해 생산된 진리는 점점 늘어나는 정보에 근거한 선택informed choice으로 인해 개인의 자유라는 방향으로 문명이 진보하는 데 최선이 될 것이라고 널리 신뢰된다. 이 신념은 억압가설의 한 측면이다. 그러나 Foucault는 이런 양상으로 진리를 생산하는 것은 정보에 근거하여 개인이 택할 수 있는 선택항목들을 오히려 감소시키거나 제한하는데 기여한다고 주장한다. 현재의 어떤 과학적 서술에서도 인정되는 불완전성에도 불구하고, 과학적 내러티브는 변하지 않는 "사물의 존재 방식" 혹은 "자연스런 범주들"을 서술하기 때문에, 선택항목들은 제한적이다. 이론적으로 사람들은 여러 가지 선택항목들 중에서 "선택할" 수 있다. 불행하게도, 많은 선택항목들은 현재 과학적으로 수용 불가능이란 사회적 오명을 지닌다.

예를 들어, 대중서적에 묘사된 대화에서, "자연스럽게 남성적인" 행위에 대한 서술(서로 다른 행성에서 기원한 것으로서의 남성과 여성에 대한 유추를 사용하는 것)은 여성이 "남성적" 특질 가운데 어떤 것과 동일시해야만 한다거나, 혹은 이를 보여주어야만 한다는 어떤 추세를 효과적으로 감소시키는데 기여하며, 그 역도 마찬가지이다. 사람들은 선택한다. 그러나 다른 젠더와 관련된 것을 누가 선택할 것인가? 과학적 방법에 의해 생산되고, 한정적인 표본으로부터 나와서 전체 인구에 일반화되는 "객관적" 서술에 의해 다양성이 감소된다. "대부분의 여자들이 X를 한다"는 진술에 직면했을 때, 소수의 남성들만이 의식적으로 X를 하기로 선택할 것이다.

사회적 요원은 진리를 생산하는 담론의 결과를 이해와 순응을 보장하는 방식으로 유포해야 할 책임을 지게 된다. 사회적 요원들은 관료들, 경찰들, 교사들, 간호사들, 의사들, 변호사들, 그리고 어떤 지식체 혹은 담론을 사용하는 훈육의 다른 구성원들을 포함한다. 그 결과가 과학적 방법론에 의해 생산된 것이기 때문에 "진리"인 것으로 생각된 이상, 그 뉴스는 널리 전파되어야 하며, 그래서 사람들은 민주사회에서 선택하고, "진리"를 아는 것을 방해받지 않는다. 일일 뉴스 방송은 그 연구가 시험적 연구이든 완전히 부풀려진 임상적 실험이든 〈*신영의학지*New English Journal of Medicine〉에 바로 그날 실린 한 연구의 예비적 결과를 보도할 것이다.

과학은 비용이 많이 들고 시간을 소모하기 때문에 지배 이데올로기에 의해서만 지지될 수 있다. 질문하기, 방법의 공식화, 대상자 모집, 자료 분석, 결과 진술, 이 모든 것들은 과학적 활동이 가치에서 자유롭다는 본질을 가정한다. 드러난 진리가 어떤 의미에서는 절대적일 수 없는데, 왜냐하면 "인간의 본질"이라고 이야기되는 진리를 평가할 수 있는 것은 우리 자신이 처한 관점 외에는 어떤 입장도 없기 때문이다.

Foucault에 의하면, 이러한 기술적, 사회적 지식의 증식에서 중요한 결과는 더 세부화 된 프로그램을 적용할 수 있고, 더 많은 정보를 수집할 수 있으며, 진전 사항과 순응을 모니터할 수 있는 관료제의 확장이다. 이것은 더 많은 사회적 요원의 증가와 그들을 교육할 수 있는 기관의 신장을 필요로 한다. 인간과 그들의 환경에 대한 과학적 연구를 위해 대규모의 기금을 운용하고 배포하는 것은 육체적, 심리적 그리고 사회적 "사실"에 대해 점점 더 미세한 세부사항을 묘사하기 위해 행해진다. 사회적 요원 혹은 전문가의 역할은 사회적 질서를 유지하기 위해 필수적인 것으로 가정되고, 상승된 지위, 재정적 보상 그리고 권력을 가진 바람직한 위치로 생각된다. 사회적 요원의 역할은 그 구성원이 아닌 사람들에게는 "그 성취"에 대한 배반이라고 생각된다. 비록 관리자들, 관료들, 의사들, 법률가들, 그리고 정치가들의 권력, 돈, 영향력은 부러움을 사고 갈망되는 것이며, 그들의 지위는 필요한 것으로 생각되지만, 다른 사람들은 그들 모두를 "우리"가 아닌 "그들"이라고 생각한다. 그러나 모든 사람들은 "우리들" 일부에 대해서 하나의 "그들"이다.

연구 대상이며 그리고 말하는 주체인 개인과 집단에서 지속적 진보가 필요하기 때문에 사회과학은 중요하다고 생각된다. 더 많은 정보는 (점점 더 미세한 세부사항에서) 더 빈틈없는 서술과 그래서 더 나은 사회 관리와 모두를 위한 더 나은 결과를 위해 매우 중요하다. 행정부서의 사람들은 사회과학의 방법에 의한 감시를 통해 개인과 집단을 관리하기 위해 필요하다.

시간이 지나면서, 통제를 위해 요구되는 감시의 양은 사람들이 인간 존재에 대한 진리의 결과를 더 많이 내재화하고, 주체로서 말하기의 결과로 자신들에 대해 더 많이 "알게" 됨으로써 저하된다. 이것은 과학과 관료제에 현존하는 장치들을 더 많은 연구를 필요로 하는 관련된 특정 주제로 이동시킬 수 있게 한다. 현존하는 장치들이 더 작아질 수 있는 것으로 보이지는 않는다.

감시 그 자체의 메커니즘은 후기 복지 자본주의에서는 덜 중요해진다. 자기통제는 불완전한 감시, 즉 자발적인 조건화의 원리에 의해 성취된다. 예를 들어, 교통 통제를 보자. 오고 갈 때, 행동이 지속적으로 모니터 되지 않지만, "잡힐" 것이란 위협은 운전자로 하여금 대부분의 시간에 불법을 범하지 않도록 막는다.

사회과학은 집단과 개인의 행위에 대해 "진실한" 서술을 생산한다. 그래서 정상범위에 있는 사람과 그 범위 밖의 사람이 확인될 수 있다. 범주들은 과학적 진리의 진보에 따라 필요할 때, 합쳐지거나, 나눠지거나, 재정의된다. 사람들에 대해 더 많이 아는 것은 사람들에게 영향을 주고, 질서를 관리하고, 그리고 경제적 진보를 낳는 것을 더 쉽게 만든다. 사람들은 과학의 중요성을 내면화하고, 말하는 주체가 됨으로써 자신들에 대해 더 많은 것을 밝혀낼 수 있는 연구를 위해 기꺼이 자원한다. 다음에, 정상치는 기준이 되고, 개인들에 대한 사려 깊은 측정법은 그 정상 범위이란 점에서 그들의 위치를 결정할 수 있다. 예를 들어, 학교, 군대, 경찰, 그리고 의료 전문직은 모두 이런 의미에서 관찰(감시)을 이용한다.

이런 종류의 영향력에 관해 (고맙게도 K. Allman이 제공해준) 탁월한 예는 메트로폴리탄 생명보험사의 신장과 체중표의 "진리"이다. 이 정보는 주의 깊게 조사되고, 편집되고, 인쇄되어, 눈에 띄게 전시될 수 있도록 무료로 의사 사무실에 보내진다. 생애보장율의 계산에도 역시 사용되는 이 정보는 잡지와 다른 인쇄 매체로 가게 되고, 거기서 사람들은 자신들의 신장과 체중을 표의 그것과 비교할 수 있다. 다이어트 상담은 그런 자료에 근거할 수 있다. 주변적 집단을 위한 영양의 적절성은 그러한 표를 사용하여 사정될 수 있다. 자아는 그런 정상화된 진리에 대한 비교를 통해 긴장하거나 혹은 위로 받는다. 나중에 이 "진리"는 표에 있는 숫자들을 변화시킬 수 있는 최신의 계산법에 따라 재정의될 수 있다. 놀랍게도 당신은 지난해에는 정상범위에 있었는데, 그러나 새로운 계수에 의하면 체중이 너무 많이 나간다는 것을 알게 될 것이다. 진리가 변했는가?

인간과학의 관찰과 서술은 완전히 공적인 지식으로 수행되며,

심지어 중요한 연구결과에 대한 축하도 그렇다. 누구도 정상을 서술하고, 범주를 창조하며, 혹은 사람들을 범주에 배당하는 것에 대해 반대하지 않는다. 오히려 서술된 결과가 공개되자마자, 사람들은 자신들을 그 정보에 비교하고, 그 표에서 자신들의 위치를 찾는다. 예를 들어, 시각 학습자, 청각 학습자, 체험 학습자를 보자. 모든 사람들은 자신들이 어디에 부합하는지 결정하려 한다. 다음에 사람들은 그들이 어떤 종류의 학습자일 수 있는가 혹은 그들이 어떤 종류의 학습자이어야 하는가를 고려하지 않고, 그들이 어떤 종류의 학습자인가에 대한 결정을 내린다. 사람들의 범주에 대한 체계적 조작은 전체적으로 합리적이고, 긍정적이며, 과학적으로 보인다. 단순한 서술이 중재가 되는데, 이는 그것이 과학적 진리의 무게를 가지기 때문이며, 또 사회적 질서와 진보의 중요성이 억압가설의 도움으로 내면화되어 왔기 때문이다. 우리는 인간으로서의 우리의 주관적 가치를 출판된 도식에 의존하여 측정한다.

과학적 진리의 진흥에 반대하는 것은 전혀 생각할 수 없는 것으로 보인다. 여기서 요점은 이런 관점이 인간 혹은 적어도 인간으로 정의된 것들의 삶의 질을 증가시킬 것이라고 당연하게 받아드려진다는 것이다. 이런 종류의 사고의 예로, Foucault는 19세기에 시작한 하나의 모순을 지적한다. 당시에 인류학은 친족강간 금기가 인간존재에서 보편적이라고 주장했다. 그러나 같은 시기에 하층 계급과 농촌지역에는 그 관습을 근절하기 위해 일어났던 광범위한 정부 프로그램이 있었다. 다른 말로 하자면, 우리가 가진 이 정상화된 진리대로라면, 우리는 거기서 빠져나와, 모든 사람들이 그것을 확인할 수 있게 분명히 하는 게 나을 것이다. 이 과정은 당연히 많은 시간과 돈 그리고 인력을 필요로 할 것이다.

또 다른 (D. Allen에 의해 제공된) 예로, 우선 "가족"이 그렇게 자연스러운 것이라면, 현재 가족제도를 지탱하기 위해 왜 그렇게 막대한 노력이 제안되고, 가동되고 있는가를 생각해 보자. 만약 그렇게 많은 사람들이 전통적인 가족 집단에 머물지 않는다면, 왜 정상화된 진리를 시도하고 재구축하는 것이 필요한가? 요컨대, 그 "자연스러움"이 정말인가?

담론분석의 철학적, 방법론적 기초는 간호학의 여러 상황에서 적용 가능하다. 탐구의 한 방법으로서 담론분석은 간호학 연구와 간호학 실무를 고무할 수 있는 잠재력을 가진다. 담론분석을 생산하는 방법은 다른 곳(Powers, 1996)에서 짧게 서술되었다. 간호학 담론에서 권력과 억압에 대한 인식과 이해는 이 방법의 사용으로 도움을 받을 수 있을 것이다.

참고 문헌

Alexander, J. (1992). General theory in the postpositivist mode: The 'epistemological dilemma' and the search for present reason. In S. Seidman & D. Wagner (Eds.), *Postmodernism and social theory.* Cambridge, MA: Blackwell.

Allen, D. (1985). Nursing research and social control: Alternative models of science that emphasize understanding and emancipation. *Image, 17,* 58-64.

Allen, D. (1986). Using philosophical and historical methodologies to understand the concept of health. In P. Chinn (ed.), *Nursing research methodology: Issues and implementation* (pp. 157-168). Rockvill, MD: Aspen Systems.

Allen, D. G. (1992). Feminism, relativism, and philosophy of science: An overview. In J. L. Thompson, D. G. Allen & L. Rodrigues-Fisher (Eds.), *Critique, resistance, and action: Working papers in the politics of nursing.* New York: NLN.

Allman, K. M. (1991). Theories of the body: Situated knowledges and critical narratives. In D. G. Allen, K. M. Allman, & P. Powers (Eds.), Taken-for-grantedness in nursing. Melbourne, Australia: Deakin University Press.

Allman, K. M. (1992). Race, racism, and health: Examining the 'natural' facts. In J. L. Thompson, D. G. Allen & L. Rodrigues-Fisher (Eds.), *Critique, resistance, and action: Working papers in the politics of nursing.* New York: NLN.

Althusser, L. (1971). Ideology and ideological state apparatuses. In *Lenin and philosophy.* New York: Modern Reader.

Aronowitz, S. (1992). The tension of critical theory: Is negative dialectics all there is? In S. Seidman & D. Wagner (Eds.), *Postmodernism and social theory*. Cambridge, MA: Blackwell.

Cheek, J. (1997). Negotiating delicately: Conversations about health. *Health and Social Care in the Community, 5*(1), 23-27.

Cheek, J. & Rudge, T. (1994). Inquiry into nursing as textually mediated discourse. In P. Chinn (ed.), *Advances in methods of inquiry for nursing* (pp. 59-67). Gaithersburg, MD: Aspen.

DeMacro, R., Campbell, J. & Wuest J. (1993). Feminist critique: Searching for meaning in research. *Advances in Nursing Science, 16* (2), 26-38.

Denzin, N. K. (1997). *Interpretive ethnography: Ethnographic practices for the 21st century*. Thousand Oaks, CA: Sage.

Doering, L.(1992). Power and knowledge in nursing: A feminist poststructualist view. *Advances in Nursing Science, 14*(4), 24-33.

Dreyfus, H. (1987). Foucault's critique of psychiatric medicine. *Journal of Medicine and Philosophy, 12*(4), 311-333.

Dreyfus, H. & Rabinow, P. (1983). *Michel Foucault : Beyond structuralism and hermeneutics* (2nd ed.). Chicago: University of Chicago Press.

Dzurec, L. C. (1989). The necessity for and evolution of multiple paradigms for nursing research: A poststructuralist perspective. *Advances in Nursing Science, 11*(4), 69-77.

Foucault, M. (1975). *The birth of the clinic* (A. M. Sheridan-Smith, Trans.). New York: Vintage/Random House.

Foucault, M. (1978, 1985, 1986). *The history of sexuality, Volumes 1, 2, and 3* (R. Hurley, Trans.). New York: Vintage/Random House.

Gavey, N. (1989). Feminist poststructuralism and discourse analysis. In M. Gergen & S. N. Davis (Eds.), *Toward a new psychology of gender* (pp. 49-63). New York: Routledge.

Gray, P. (1999, October). *Feminist methodology: Preconference workbook.* Tenth Annual Critical and Feminist Inquiry in Nursing Conference, Williamsbug, Virginia.

Habermas, J. (1971). *Knowledge and human interests.* Boston: Beacon Press.

Hedin, B. A. (1986). A case study of oppressed group behavior in nurse. *Image, 18*(2), 53-57.

Held, D. (1980). *Introduction to critical theory: Horkheimer to Habermas.* Berkeley: University of California Press.

Hinshaw, A. S., Feetham, S. L. & Shaver, J. L. F. (Eds.), (1999). *Handbook of clinical nursing research.* Thousand Oaks, CA: Sage.

Kusch, M. (1991). *Foucault's strata and fields: An investigation into archeological and genealogical science studies.* Dordrecht, The Netherlands: Kluwer Academic Publishers.

Leonard, S. T. (1990). *Critical theory in political practice.* Princeton: Princeton University Press.

Leslie, C. (1990). Scientific racism: Reflections on peer review, science and ideology. *Social Science and Medicine, 31* (3), 891-912.

Lowenberg, J. S. (1993). Interpretive research methodology: Boardening the dialogue. *Advances in Nursing Science, 16*(2), 57-69.

Lupton, D. (1992). Discourse analysis: A new methodology for understanding the ideologies of health and illness. *Australian Journal of Public Health, 16*(2), 145-150.

McNay, L. (1992). *Foucault and feminism.* Boston: Northeastern University Press.

Mish'alani, J. K. (1988). *Michel Foucault and Philosophy: Anover view.* Unpublished paper. University of Washington, Seattle.

Nicholson, L. (1992). On the postmodern barricades: Feminism, politics, and theory. In S. Seidman & D. Wagner (Eds.), *Postmodernism and social theory.* Cambridge, MA: Blackwell.

O'Neill, J. (1986). The medicalization of social control. *Canadian Review of Sociology and Anthropology, 23*(3), 350-364.

Passmore, J. (1967). Logical positivism. In P. Edwards (ed.), *The encyclopedia of philosophy, Volume Five* (pp. 52-57). New York: MacMillan.

Powers. P. (1996). Discourse analysis as a methodology for nursing inquiry. *Nursing Inquiry, 3*(4), 207-217.

Rushton, J. P. & Bogaert, A. F. (1989). Population differences in-suscep tibility to AIDS: A evolutionary analysis. *Social Science and Medicine, 28*(12), 1211-1220.

Scott, C. (1987). The power of medicine, the power of ethics. *Journal of Medicine and Philosophy, 12*(4), 334-350.

Seidman, S. (1992). Postmodern social theory as narrative with a moral intent. In S. Seidman & D. Wagner (Eds.), *Postmodernism and social theory.* Cambridge, MA: Blackwell.

Seidman, S. & Wagner, D. (Eds.), (1992). *Postmodernism and social theory.* Cambridge, MA: Blackwell.

Stepan, N. L. (1993). Race and gender: The role of analogy in science. In S. Harding (ed.), *The racial economy of science: Toward a democratic future* (pp. 359-376). Bloomington, IN: Indiana University Press.

Stewart, J., & D'Angelo, G. (1988). *Together: Communicating interpersonally* (3rd ed.). New York: Random House.

Street, A. F. (1992). *Inside nursing, a critical ethnography of clinical nursing practice.* Albany, NY: State University of NY Press.

Thompson, J. L. (1985). Practical discourse in nursing: Going beyond empiricism and historicism. *Advances in Nursing Science, 7*

(4), 59-71.

Thompson, J. L. (1987). Critical scholarship: The critique of domination in nursing. *Advances in Nursing Science, 10*(1), 27-38.

Thompson, J. L. (1992). Identity politics, essentialism and construction of 'home' in nursing. In J. L. Thompson, D. G. Allen & L. Rodrigues-Fisher (Eds.), *Critique, resistance, and action: Working papers in the politics of nursing.* New York: NLN.

Ussher, J. (2000). Women's madness: A material-discoursive-intrapsychic approach. In W. Fee (ed.), *Pathology and the postmodern* (pp. 207-230). London: Sage.

2

담론분석에 대한 페미니스트의 기여

서론

Foucault가 서술하고 수행한 담론분석은 근본주의에 대한 비판에 참여하고, 상황적 담론에서의 권력요인을 강조한다. Foucault의 작업은 남성과 여성 간의 권력관계에 대해 거의 언급하지 않았으나, 젠더관계에 Foucault의 관점을 적용하려는 여러 가지 작업들이 수행되어 왔다. 그 과정에서 페미니스트 이론가들은 Foucault의 작업을 명료화하고 확장했다. "Foucault의 작업이 페미니스트들에게 제공한 것은 뭐라고 해도 경험을 맥락화하고, 그리고 경험의 구성과 이데올로기적 권력에 대해 분석한 것이다"(Weedon, 1987, p. 125). 이 장에서는 권력과 관련한 페미니스트의 입장과 이 입장이 담론분석에 어떤 영향을 미쳤는지에 대해 서술할 것이다.

경험 · 분석적 과학에 대한 비판

사람들은 16세기에 서술된 과학적 방법을 종교적이지 않은 것으로, 즉 가치중립적이며 정치와 사회적 영향력으로부터 자유로운 것으로 믿었다(Riger, 1992). 1장에서 서술한 것처럼, 경험 · 분석적 과학의 가정은 비판사회이론과 포스트모더니스트의 비판에 의해 반박되었다.

대부분의 과학철학자들은 지식의 본질에 관한 하나의 일반 이론a general theory이 가능하다고 광범위하게 가정해 왔다. 그러나 더 최근에 페미니스트들은 비판이론가들과 포스트모더니스트들에 동의하면서, 이 가정을 의문시 할 수 있는 타당한 이유가 있다고 주장한다(Alcoff & Potter, 1993). 지식은 결코 가치중립적이지 않으며, 오히려 그것은 이데올로기로서 그리고 사회적 신화를 만드는 것으로서 기여한다. 이러한 관점에서 지식은 매우 정치적이며, 현재의 권력 배열을 합법화하고 강화하는 기능을 한다(Harding, 1986).

그러나 경험 · 분석적 과학을 철학적으로 지지하는 사람들은 그것의 사회적 기원을 인정하지 않으며, 그것은 그 객관성 때문에 모든 것을 분석 받게 할 수 있고, 그리고 그렇게 해야만 한다고 주장한다. 일부 페미니스트들은 과학적 지식은 남성적이며, 그래서 본래 도덕적으로 추동된 계급과 권력에 근거한 프로젝트에 역점을 두도록 고안되었다고 주장한다(Harding, 1986). 이 관점은 만약 *과학*이 *이데올로기*라는 단어로 대치된다면, 그리고 *진리*가 *권력*으로 대치된다면, 지식 개발의 과정은 그 자체의 기능에서 더 많은 통찰력을 가지게 될 것이란 것을 지지한다.

생물학적 여성성biological femaleness에 관한 경험 · 분석적 문헌을 보자. 여성의 생물학에 대한 연구의 애초의 근원적 동기는 여성들이 존재하고 기능하는 방식으로 사회에서 존재하고 기능하는 것이 그들에게 *왜* "자연스러운" 것인지를 알고자하는 것이었다(Hubbard 1990). 이 관점의 의도하지 않은 결과는, 예를 들어, 월경과 완경menopause이라는 완전히 정상적인 과정이 의학적 테크놀로지에 의해 치료되어야만 하는 의학적 질환으로 정의되는 것이었다. 의학적으로 월경은 한 아기의 실패이며, 완경은 여성성의 실패이다(Martin, 1997). 다음과 같은 "농담"이 있다: 닷새간 피를 흘리고도 여전히 살아남을 수 있는 그 어떤 것도 결코 믿지 마라. "피 흘리지 않는 것"은 생물학적 정상으로 가정되었고, 여성들은 그 정상에 반하는 것으로 판단되었다. 남성들은 달마다 5일간 피를 흘리지 않기 때문에(소녀들, 완경기 여성들, 임신한 여성들, 그리고 많은 정상적인 여성들도 그렇다), 피를 흘리는 것은 비정상적인 어떤 것이었고, 어떤 정상적인 사람에 의해서도 신뢰되지 않아야 했다. 여성은 이론적 타자이며, 대신에 더 좋게도 혹은 더 나쁘게도 생각될 수 있지만, 그러나 결코 비슷한 것은 아니다(Tavris, 1992).

생물학적 언어는 언제나 은유적이었다. 예를 들어, Martin(1991)은 생물학적 과정을 서술하기 위해 사용된 용어들을 분석했다. 여자들은 알을 *낳는다*. 그러나 남자들은 정자를 *생산한다*. 정자 세포의 행동에 사용되는 용어들은 모두 남성적이다. 정자는 *강하고*, 정자는 *비틀거리며 걷고*, 정자는 *뚫고 들어가고*, 정자는 *난자를 찾아 여행한다*. 반면 난자 세포는 난관을 따라 *표류한다*. 최근의 연구는 난자가 훨씬 더 공격적인 역할을 한다는 것을 보여주지만, 서술된 용어들은 여전히 여성적이고 수동적인 것으로 남아있다(Martin, 1991).

Martin(1997)은 또 정자세포로 인해 자궁으로 들어오는 바이러스와 박테리아 병원균을 제거하는데 있어서 월경의 역할에 관한 논쟁적 이론을 분석했다. 그는 그 논쟁의 격렬함이 면역 체계에서 자궁이 더 능동적 역할을 한다는 가설이 아니라, 정자세포가 위험한 미립자를 전달할 수 있다는 함의에 의해 설명될 수 있다고 결론을 내린다.

페미니즘은 백인이 아니거나 남성이 아닌 집단들에서의 차이에 대한 생물학적 은유는 진단적인 것이 되며, 그 집단의 사람들의 본질적 특성으로 작용한다고 지적한다. 아프리카계 미국인들은 *그들의 피부색 때문에* 유럽계 미국인들보다 더 높은 고혈압의 "위험에 처해" 있다는 것에 대한 어떤 유효한 과학적 증거도 없다는 것을 생각해 보자(Kaufman & Cooper, 1995). 그러나 여전히 대부분의 간호학 교과서는 이런 지지되지 않은 주장을 반복한다. "차이 없음"의 가설을 지지하는 연구는 출판 가능하지 않기 때문에 유사성의 은유는 드물다(Stepan, 1993). 사람들에 관한 상상적 범주에서의 어떤 차이를 지지하는 연구도 그것들 가운데 어느 한 쪽의 열등성을 만들어내고, 이를 영속화한다.

차이의 은유를 사용하는 의도하지 않은 결과 가운데 하나는 그것이 집단의 사람들을 주변화한다는 것이다(Hall, Stevens, & Meleis, 1994). 주변화marginalization는 "사람들을 그들의 정체성, 결합, 경험, 그리고 환경에 근거하여 중요하지 않은 것으로 만드는 과정"으로 정의된다(Hall et al., 1994, p. 25). 시내의 홈리스, 미국 원주민, 비혼모unmarried mother와 같은 집단들은 전문직업적인 학문들에 근거한 지배 담론에 의해 주변화되고, 이는 미디어, 정치계, 대중적 저술 등등에서 반복된다. 주변적 집단에 초점을 둔 간호학 연구는 최근에야 나타났다(Hall, 1994를 보라). 예를 들어, 한 부모 가족에 대한 간호학 연구는 그들을 *파괴되고 일탈되고 불완전하고 병리학적이고 덜 기능적인* 것으로 범주화한다(Ford-Gilboe & Campbell, 1996).

Worth(1997)는 뉴질랜드의 HIV 양성인 한 아프리카 남성의 사례에 대한 분석에서, 주변화 담론의 심각한 결과를 지적했다. 그 남성은 성적 파트너를 고의로 감염시킨 것으로 고소되었다. 법정과 미디어에서의 담론은 그 남자를 흑인으로서 관심을 갖고, 백인인 그의 성적 파트너와 비교했다. 그래서 대중적 담론은 보호 대책이 없는 성관계의 위험에 초점을 두기보다, 그의 주변적 위치를 흑인에 대해 배타적인 법률이 필요하다는 것에 대한 근거로 사용했다.

유사하게, 권력/지식은 공격이란 개념을 여성의 본질에 대한 정의가 아니라 남성의 정의에 본질적인 것으로 드러낸다. 예를 들어, 아메리카 인디언에 대한 초기 서술에서 특정 아메리카 원주민부족의 여성 전사들은 완전히 무시되었다(Blackwood, 1993). 생물학적 언어와 마찬가지로 미국 문화는 지배와 복종 둘 다를 성애화해왔다. 예를 들어, 로맨스 소설의 여성화는 중세에 시작하여 유럽에서 일어난 하나의 점진적인 사회적 담론적 과정이었다(Cancian, 1993).

담론적으로 구성된 공격적이고 폭력적인 남성의 "정상적" 본질이 강간의 경우에서보다 더 분명하게, 더 많이, 마치 사실인양 용인된 경우는 어디에도 없다. 강간을 정의하는 것이 실제로 법적 문제로 보일 정도로 그렇게 공격성은 남성의 정의에 중심적이다. MacKinnon(1987)은 강간이란 범죄가 돌입penetration이라는 남성적 개념의 중심에 위치한다고 지적한다. 이 개념을 사용하는 것은 부부강간(왜냐하면 부인은 남자가 정기적으로 돌입하는 그의 "소유물"이기 때문이다)과 처녀가 아닌 여성의 강간(왜냐하면 그들은 잃을 것이 "없기" 때문이다)을 정의하는 문제가 왜 있는지를 설명한다. 위엄의 상실은 강간에 대한 남성적 (법적) 정의에 적용되지 않는다.

MacKinnon(1987)은 법을 경험·분석적 과학이 그런 것과 같은 식으로 남성적이라고 서술하는데, 이는 이 두 가지의 서구 사회제도들이 '그것은 무엇이다what is'라는 것을 반영한다고 가정한다는 점에서 그렇다. 법은 강간을 희생자들의 *동의*의 역치나 폭력의 지점 대신에 남성의 *행위* 표준에 의해 정의한다. 동의는 강간의 법적 정의에서 의미 있는 개념이 아니었다. "누구의 입장에서 그리고 누구의 이해관계에서, 법은 한 사람의 조건화된 무의식이 다른 사람의 폭력 경험을 금기시하도록 허락하는 것인가? … 남성을 면책해 주는 것은 성적 만남에 대한 여성의 관점을 이해하지 않기 때문이다"(MacKinnon, 1987, p. 146).

남성들의 폭력적 본질은 하나의 법적 "사실"이며, 하나의 구실이고, 하나의 설명이다. 결과적으로 범죄자의 관점에서 보면, 강간에서 유일한 위험은 "잡히는 것"이다(Scully & Marolla, 1993). 한편, 범인들은 강간의 보상을 의미심장하게 보고한다. 한 범인은 두 연구자들 가운데 여성에게 말한다: "강간은 남성의 권리다. 여성이 그것을 주려하지 않는다면, 남성은 그것을 빼앗아야만 한다. 여성들은 아니라고 말할 권리가 없다"(Scully & Marolla, 1993).

경험·분석적 과학의 본질화에 대한 페미니스트 비판은 잘 전거되었다. 비판으로 무엇을 하는 것은 아니다. Harding(1986)은 우리가 과학에 대한 페미니스트적인 비판의 결과로 합리적 담론을 포기할 필요는 없다고 주장한다. 대신에 우리는 과학이 근거한 가정들을 문제삼으면서 합리성을 강화하고, 과학의 바로 그 근거에 합리성을 적용하길 요구한다. 담론분석은 이 과제에 매우 유용한 전략이다. 불행하게도, 여성들이 객관성을 주장하고 경험·분석적 과학의 규칙을 따르며, 그래서 단순히 더 남성 지향적인 지식을 생산하지 않는 한, 여성들은 지식을 생성할 수 있는 기회가 거부되어 왔다. Hubbard(1990, p. 20)는 그래서 오히려 페미니스트는 지배 집단이 주변적 집단을 부정하기 위해 지배 집단의 방식으로 기정사실화할 수 있도록 권력을 사용하는 테크놀로지에 관심을 가져야 한다고 주장한다.

이런 관점에서, 페미니스트 연구는 본질화한 백인 앵글로색슨 남성의 관점을 탈중심화하기 위해 작업한다(Denzin, 1997). 그러나 지배 담론의 탈중심화는 쉽지 않은데, 이는 담론이 그 자체의 생명력을 가지는 경향이 있기 때문이다. 예를 들어, 체질 인류학은 오래 전에 인류human species를 서로 다른 인종race으로 분류하는 프로젝트를 포기하였지만, 생의학적인 과학과 역학은 여전히 연구에서 인종이란 개념을 사용하고 있다(Kaufman & Cooper, 1995).

Harding(1986)은 근본주의과학의 가정을 비판하기 위해 사용할 수 있는 여러 가지 페미니스트 인식론들을 서술한다. 그는 세 가지 유형의 페미니스트 인식론을 서술한다: 페미니스트 경험주의 철학, 페미니스트 관점 이론, 그리고 페미니스트 포스트모더니스트 철학.

(자유주의 페미니즘이라고도 불리는) 페미니스트 경험주의 철학feminist empiricist philosophy은 전통적인 경험·분석적 과학과 같은 방법을 이용하며, 여성의 삶에 대한 단일한 관점에 의거하여 "동등한" 지식을 구성하고자 한다. 자유주의 페미니스트의 경험주의는 진정으로 객관적인 과학은 남성에 대한 편견을 극복할 것이며, 정당한 젠더 지식을 가져올 것이라고 가정한다(Harding, 1986). 그래서 자유주의 페미니스트의 연구 목적은 균형 잡힌 객관적인 과학을 구성하기 위해, "남성"이라는 범주에 "여성"이란 범주를 추가하는 것이다(Lorber, 1993). 그러나 Harding은 어떤 획일적인 "여성의 관점"도 없으며, 연구 설계에 단순히 여성을 추가하는 것은 문제가 있다고 주장한다. 자유주의 페미니즘은 그래서 실행 불가능한 하나의 보상일 것이라고 이야기된다.

경험·분석적 과학의 방법을 사용하여, 동등한 반대편인 "여성의 관점"을 구성하는 것은 단순히 차이만을 서술하는 것이 아니라 정상화된 진리를 생산한다. 오히려 그것은 현존하는 고정관념적인 주장들에 사회과학적 설명과 연관된 권력을 주고 그것들을 강화함으로써,

여성의 주변적 지위를 영속화한다. 사회과학적 연구에서 밝혀진 것의 결과로 결혼 논쟁은 지금 새로운 별칭으로 채워질 수 있다. 서로를 "게으르고, 덕 될 게 없는 놈", 그리고 "공모한 암컷"이라고 부르는 것 대신, 우리는 그 각각을 "폭력에 중독된 놈"과 "상호 의존적인 암컷"이라고 부르는 관습을 지지하는 연구를 하게 된다.

페미니스트 관점 이론feminist standpoint theory은 질적 (해석적이라고도 불리는) 연구 방법을 이용하여 개별 여성의 삶이라는 관점에서 지식을 구성하려 한다. 여성들은 자신들 고유의 연구방법을 사용해야만 하는데, 왜냐하면 그 방법은 남성의 방법과 다르기 때문이라고 페미니스트 관점의 인식론은 주장한다. 여기에는 인식론을 본질화하는 것과 같은 유형의 문제가 있다. 남성적 연구의 무기창고에 다른 방법을 추가하는 것은 단순히 여성들을 표본추출 틀에 추가하는 것과 같은 문제를 가진다. 해석적 방법을 여성들이 사용하는 방법으로 특성화하는 것은 남성들이 그것의 사용을 회피할 것이란 것을 확실하게 한다.

페미니스트 포스트모더니스트 인식론feminist postmodernist epistemology은 과학이 실재reality를 반영한다기보다 실재를 창조한다고 주장한다. 더욱이 페미니스트 포스트모더니스트의 인식론은 모든 설명이 같은 사회적 가치를 가진다는 관념을 수용하지 않으며, 특정한 맥락에서는 특정 지식을 창조하는 것이 다른 사람들에게 더 바람직한 것일 수 있다고 주장한다. 포스트모던 페미니스트에 따르면, 서로 다른 연구 전통을 이용하여 만들어질 수 있는 다양하고 가능한 해석들 각각에 의해 누구의 이해가 고무되고 있는가를 묻는 것이 중요하다. 페미니스트 포스트모더니스트 인식론은 그것이 양적이든 질적이든 어떤 과학에도 내재하는 경험·분석적 가정을 의심한다(Harding, 1986).

그러나 Marks는 경고한다:

… 페미니스트 담론들은 이치에 맞게 언어의 보편화를 걱정한다. 그러나 이 담론들은 진보와 사회 변화를 의심하는 이론들을, 인간적 상황과 인간적 질문을 감수하려는 이론들을 거기엔 어떤 실천적 해결책도 어떤 논리적인 해답도 없다고 무시하는 위험을 떠안는다. (Marks, 1995, p. 286)

그러나 해방적 연구는 담론을 본질화하는 것을 비판하면서도, 동시에 절대적 진리를 말할 수 있다고 추정하지 않는다라는 훤히 드러나 있는 어려움 때문에 무위로 망쳐질 필요도 없다는 Lather(1991)의 주장에 Traynor(1997)는 동의한다.

하나의 획일적인 페미니스트 인식론은 결코 있을 수 없을 것이다(Alcoff & Potter, 1993). 예를 들어, Riger(1992)는 모든 유형의 페미니스트 인식론이 유용하다고 주장하면서, 하나의 페미니스트 방법만이 존재한다는 것에 반박했다. 페미니스트 연구는 세계를 서술하는 것은 물론 세계를 변화시킬 수 있게 돕는데 있어, 여성들에 대한 것이어야 about women 할 뿐 아니라, 또 여성들을 위한 것이어야for women 한다는 데 여러 사람들이 동의한다. 그러나 Riger(1992, p. 737)는 이러한 동의가 허위의식을 대상자 탓으로 돌림으로써, 또 다른 방식으로 여전히 연구자들에게 특권을 주는 또 다른 권위주의적인 시각이 될 수 있다고 지적한다. 그는 페미니즘이 독창적 방법을 위한 근거라기보다, 과학과 사회에서 권력과 남성 중심적 가정이 우세한 비대칭성에 도전하는 일련의 질문으로 가장 유용하다고 주장한다. 포스트모던 페미니즘이 성취한 것은 과학이 비인격적이며 무맥락적이라는 견해를 파괴한 것이다. 역으로, 우리는 과학적 방법이 실체가 없는 맥락일 뿐이어야 한다고 가정할 필요는 없다(Riger, 1992).

Harding(1986)은 또 어떤 엄격한 페미니스트 방법론이 존재한다는 것에 대해 반대하면서도, 경험·분석적 방법은 본질적으로 무효화되었다고 주장한다. 남성들의 경험과 여성들의 경험은 알 수 있는 개별적 실체에 대한 단순히 똑같이 그럴 듯한 설명이 아니다. 남성의 시각과 동등하게 합법적인 것으로서의 여성의 시각이라는 것은 Harding과 같은 페미니스트가 거부한 상대주의이다. Harding(1986)은 페미니즘이 남성적 관점의 남성 중심적 편견을 거부하며, 그래서 더 나은 선택이라고 주장한다. "억압받는 집단의 구성원들은 그들 집단에 대해 만들어진 거짓 주장을 의심할 가능성이 그들의 억압자보다 더 클 것이다"(Harding, 1991, p. 41).

> 다양한 인구집단에 대한 지식 개발에서 성공하기 위한 하나의 열쇠는 그들이 직면한 건강문제에 대해, 건강관리와 다른 자원에 대한 접근을 막는 장애물에 대해, 그리고 그들이 자신들의 상황을 개선하기 위해 필요하다고 믿는 것에 대해 길게 이야기 할 수 있도록 주변화된 사람들을 초대하는 것이다. 이것은 대체로 너무 단순해서 효율적으로 보이지 않지만, 이 진리는 어떤 학문에서의 연구나 실천에서도 거의 행해지지 않는 것이다. (Hall, Stevens, & Meleis, 1994, p. 35)

편견과 억압을 거부하는 것은 표면적으로는 Foucault식의 담론분석과 사이가 좋지 않아 보이는 페미니스트 연구의 기본적 가정들이다. Harding(1991)은 페미니즘의 해방적 목적을 위해 페미니스트들이 남성 과학을 사용할 가능성에 의문을 표한다. Harding(1986)은 묻는다. "분명히 서구적이고, 부르주아적이며, 그리고 남성적인 프로젝트에 그렇게 밀접하게 개입된 과학들을 해방이란 목적을 위해 사용하는 것이 가능한가?"(p. 9) Harding에 따르면, 여러 가지 페미니스트 인식론들은 이 질문에 다르게 접근한다. 자유주의적 페미니스트 경험주의는 경험·분석적 과학의 문제점이 단지 나쁜 과학이 수행된 것일 뿐이며, 이는 여성의 경험을 고려하지 않았기 때문이라고 주장한다. 페미니스트 관점 인식론에 따르면, 과학의 문제점은 그것이 남성의 관점에서 나온 것이라는 것이다. 우리가 여성의 방법을 과학에 추가할 때는 모든 것이 잘 될 것이다. 이 입장들은 그러나 남성성과 여성성이라는 본질화된 정체성에 기댄다. 페미니스트 포스트모더니즘은 Foucault, Nietzsche, Derrida, Rorty, Lacan, 그리고 Feyerabend의 뒤를 이어, 근대의 경험·분석적 과학의 가정인 객관적/주관적이라는 이분법을 거부하며, 대신 권력의 정치학에 대한 국지적 서술의 근거를 분석한다.

Foucault는 어떤 관점이나 어떤 입장을 다른 것보다 더 좋거나 혹은 덜 억압적이라고 특징짓는 것에 반대하면서, 진보를 판단할 수 있는 어떤 객관적 입장도 없으며 권력관계의 변화는 단순히 힘의 방향의 재배열일 뿐이라고 말했다. 어떤 페미니스트들은 이에 동의하지만, 또 어떤 페미니스트들은 특정한 사회적 맥락에서 억압을 줄이는 방향과 양상은 완벽하게 명료하고, 정당화 가능하며, 바람직하다고 주장한다.

일부 페미니스트들은 질적 혹은 해석적 연구가 유일하게 진실한 페미니스트 연구라고 주장한다. 다른 이들은 다양한 방법을 사용하는 것이 훨씬 더 페미니스트적이라고 주장한다. Bleier(1984)는 페미니스트가 이원론과 이분법을 폭로하여야 하며, 깊은 생각 없이 어떤 방법도 거부하지 않아야 한다고 주장한다. 하나의 페미니스트적인 해석은 단지 또 다른 하나의 해석일 뿐이다. 권위주의적 목소리와 권력에 대한 페미니스트적인 해체는 해석이 하나 더 있는 것일 뿐이다(Sapiro, 1995, p. 304). "페미니스트는 해석의 사회적 특성을 중립화할 수 있는 어떤 분석 기법도 혹은 방법론적 논리도 없다는 것을 수용해야만 한다"(Maynard & Purvis, 1994, p. 7). "해석에 관한 다양한 전략에 기여하는"(p. 7) 요인들은 명료화될 필요가 있다.

한편, Burnard(1995)는 연구자들이 의미를 찾기 위해 질적 자료를 "분석하는 것"은 완전히 인위적인 것이라고 주장한다. "질적 분석은 언제나 포스트 혹post-hoc이다"(p. 58). 단어들은 너무 여러 가지 방식으로 사용되며, 맥락은 너무 중요해서 실제로 우리는 결코 "이해할" 수 없다. "실제로 일어난 것은 상실되었다"(p. 61). 이러한 이유로 페미니스트들은 종종 대상자들에게 돌아가서, 출판하기 전에 그들과 함께 해석에 대해 점검한다. 그러나 무드를 파악할 수 있는 더 좋은 비디오나 컴퓨터 소프트웨어와 같은 질적 테크놀로지가 더 정교해지면, 진정한 의미를 결정고자 하는 문제를 해소할 것이라는 것이 Burnard의 의견이다. 그렇지만 순전히 테크놀로지의 진보로 해석의 철학적, 정치적 문제가 해소될 수 있을 것인지는 의문스럽다.

Belenky, Clinchy, Goldberger, 그리고 Tarule(1986)의 해석적 연구인 『*여성들의 앎의 방식*』을 보자. 앞서 서술한 페미니스트 인식론에 대한 Harding(1986)의 논의를 이용하여, Crawford(1989)는 이 연구에서 해석의 문제를 언급한다. Crawford는 우선, 그 작업이 나쁜 과학이라고 주장한다. 그 저서는 완벽하게 다른 여성 집단을 남성에 대해 출판된 것과 비교하려 한다. 두 번째, 그 작업은 여성들의 생생한 경험을 조사하려는 일종의 현상학임에도 저자들은 계속해서 그들의 해석을 남성에 대한 연구와 비교한다. 우리 사회가 매우 남성 중심적이기 때문에, "성별의 차이를 보여주는 심리학적 연구는 여성의 생물학적 결핍에 대한 새로운 자료를 보여주는 것으로 해석될 가능성이 있다"(Crawford, 1989, p. 138). 다음에, 언어는 보편화되고, 본질화되며, 모든 여성은 연구에 부합하는 것으로 가정된다. 이 작업에서 그 자신에게 꼭 맞는 부분들을 발견한 어떤 남자도 자신의 행위와 그 부분들 간의 어떠한 유사성도 부인할 것이다. Harding(1991)에 따르면, 페미니즘의 가치 있는 목표들 가운데 하나는 *왜* 서구 과학이 여성, 자연, 유색 인종 등등과 같은 일련의 본질화된 타자들의 계통을 만들어야 할 필요를 느꼈는지에 대해 더 복합적인 이해를 진전시키는 것이다.

이제 간호사에 있어서 신참자와 전문가의 행위에 관한 Benner(1984)의 해석적 연구를 살펴보자. Cash(1995)는 간호학적 전문성에 대한 Benner의 해석에 비판을 제기했다. Benner는 Dreyfus(1982)의 상황의 이해 모델에 근거하여 간호 전문가의 *행위*를 맥락적으로 서술하려 하였으나, 그는 오히려 같은 간호 단위의 경험 많은 평가자를 이용함으로써 권위와 전통의 판단에 근거하여 전문가 *간호사*를 서술한다. Cash는 Benner가 임상 실무에서의 권력 이슈를 무시하며, 임상 간호의 권력신장이 아니라, 병원 관료들이 정책과 절차에 대한 복종에 따라 서로 다르게 보상할 수 있는 임상의 임금 사다리를 구축하게 한다고 주장한다.

페미니스트 연구는 그 환경에 작용하는 권력관계에 대한 해석에 근거하여 상황과 행위를 분석한다. 페미니스트 연구는 젠더가 사물이 아니라 관계이며, 일반적으로 경험·분석적 과학에서 가정되는 것보다 훨씬 더 다양한 사람들 간의 관계에 의해 정의된다고 가정한다(Harding, 1991). 이 가정은 권력은 사물이 아니며, 그것은 영향관계의 망을 낳는다는 Foucault의 포스트모던 가정과 유사하다.

Riger(1992)는 젠더의 "상호작용적" 관점을 옹호하는데, 이 관점은 한 맥락에서 지속적으로 상호작용하는 젠더에는 선재 요소와 사회적 요소가 있다고 가정한다. Hubbard(1990)은 더 나아가, 유전자들이 어떤 것들의 원인이라 보는 바로 그 생각이 부적절하게 환원주의적이며, 맥락은 굉장히 평가 절하되고 무시된다고 주장한다. 경험·분석적 과학은 언제나 사회적 맥락을 고려하지 못하였다(Cowan, 1994). 이 점에서 Barbara McClintock은 예외인데, 그는 옥수수 유전학에 대한 자신의 작업에서 환원주의적 요소는 물론 상황에 대한 관심을 요구하였다. 그는 유전자만이 특질의 원인이 되는 것은 아니고, 대신 과정은 더 복잡하며, 상황, 전이, 그리고 환경으로부터의 다른 영향력을 포함한다는 것을 보여주었다(Keller, 1983).

포스트모던 페미니스트 방법론으로서의 담론분석

모더니즘은 "이성이 진보의 원천이며, 과학과 이와 연관된 테크놀로지의 점증적 개발이 사회에 이롭고, 실로 바람직한 영향력이라고 주장하는 사상 학파"로 정의된다(Cheek & Gibson, 1996, p. 84). 포스트모던의 모든 변이적인 것들은 "근대의 이론적 담론에 대한 비판과 도전"(p. 84)을 공유한다는 것을 제외하고는, 어떤 획일적이고 통일된 입장도 없다. 포스트모더니스트 철학자들은 주변적 관점에서 경험·분석적 과학을 비판하고, 지배과학의 이데올로기를 문제 삼는다(Traynor, 1997).

방법이 증거를 모으는 기법이라면, 방법론은 연구가 어떻게 진행되어야 하는가에 대한 이론이다(Harding, 1986, p. 2). 포스트모던 페미니스트의 방법론은 담론분석을 포함한다. 넓은 의미에서 정의하자면, 담론분석은 현존하는 권력관계를 분석할 목적으로 텍스트를 분석하는 포스트모던 방법론이다. 누구의 이해관계에 기여하는가를 발견할 목적으로 담론을 분석하는 것은 최근에야 포스트모더니스트들에 의해 사회관계에 적용되고 있지만, 언어학 분야에서는 오랜 역사를 가지는 사회 비판의 한 형식이다. 담론분석은 가치중립적일 수 있다고 주장하지 않는다. 담론분석의 성공은 진리에 대한 정적 기준에 대항하기 위해 비교보다는 논리적 논쟁을 제공할 수 있는 분석가의 능력에 달려 있다(Alcoff & Potter, 1993, p. 736). 어떤 철학적 논쟁에 대해서도 똑같은 것이 이야기될 수 있으나, 과학적 담론에 대한 적용은 상대적으로 새로운 것이다. "… 포스트모던 이론들과 해방적 실천을 병합하는 것은 우리가 의학의 지배와 간호학의 종속을 재생산하는 조직적 구조와 사회적 과정을 더 분명하게 볼 수 있게 도와줄 것이다"(Fahy, 1997, p. 27).

담론분석은 지식체의 텍스트적 그리고 행위적 측면에 내재하는 사회적 지형과 정치적 분파 그리고 권력관계에 초점을 둔다. 담론은 그 학문에서의 연구를 위해 인간을 주체subject로 객관화하며, 그리고 구성한다. 다른 말로, 주체는 포괄적이며 그리고 배타적인 방식으로 "이용 가능한 담론에 의해 존재에 대해 말해진 것"이다(Van Der Reit, 1995, p. 149). 잘 확립된 담론에 의해 사용되는 권력/지식의 권력적 과정은 그 담론에 의해 구성되고 강화된 정상normal에 대한 저항을 침묵시키고 주변화하는데 기여한다. 담론은 특정 방식의 말하기와 알기를 격려함으로써 그리고 다른 것들을 억제함으로써, 사고와 말하기, 그리고 행동의 틀을 짠다. 말해지지 않은 것은 말해진 것만큼 중요하다. 담론분석은 "언어에 내재한 은유를 밝히고, 언어의 정치학에 대항하며, 무엇이 정상화된 진리인가를 보여주어, 결과적으로 도전받지 않는 권위적 전제를 … 드러내준다"(Eade & Bradshaw, 1995, p. 61).

담론분석은 "언어에 대한 서로 다른 여러 가지 접근법"으로 이루어진다(Harper, 1995, p. 347). 언어 사용은 사회적 행위이다. 사람들은 특정한 이해관계에 기여하기 위해 그들이 하는 것을 말하며, 이것은 의도적인 것일 수도 있고 아닐 수도 있다. 과학적 담론을 비롯하여 담론은 결코 가치중립적이지 않다. 오히려 담론은 타자들을 배제하기 위해 비의도적으로 특정한 권력/지식의 배열을 영속화한다. 그래서 실재는 여러 가지 서로 다른 담론의 상호작용에 의해 사회적으로 구성된다. 사회적 권력/지식은 한 사람이 소유하는 어떤 것이 아니라, 일군의 사람들이 함께 수행하는 어떤 것이다(Harper, 1995, p. 348).

Harper(1995)는 Hollway(1989)를 이어서, "어떤 담론분석의 이론적 목적도 진리 발견을 위해 방법론적 조건들을(예, 표본의 완벽함을 통해) 보장하려는 것은 아니며, 서로 다른 설명들이 생산되는 조건들과 어떻게 그 조건들로부터 의미가 생산된다고 가정되는지를 이해하기 위한 것이다"(Harper, 1995, p. 50)라고 주장한다.

담론분석은 같은 경과에 적용된 서로 다른 담론들을 확인함으로써, 객관적인 측정 척도에서는 해석할 수 없을 모순되는 자료를 이해할 수 있게 한다. 면담자에 관한 화자speaker의 사적이고 의식적인 이해관계뿐만 아니라, 확립된 지배담론에 대한 화자의 무의식적인 참여도 고려할 것을 요한다. 경쟁하는 학문들 중에 스스로를 위치시킬 수 있는 자유는 하나의 강력한 권력 지표이다(Harper, 1995, p. 352).

가장 먼저 나온 페미니스트 연구는 그 당시에는 급진적 개념이었던 *여성들의 경험* women's experience이라 불리는 것에 근거하였다. 그러나 그 후 "여성들의 경험"은 남성 과학의 경험적 자료라는 나무랄 데 없는 증거와 본질적으로 유사한 목적이 되면서 하나의 물화된 범주가 되었다. Darbyshire(1997)는 어떤 목소리도 상충하는 주장들을 언급할 때 호소할 수 있는 자료로서의 특권이 없으며, 원형적인 진정한 목소리도 없어야 한다고 주장한다(Emden, 1997). 주변적 집단들은 다양한 유형의 억압에 대해 보편적 설명을 제공함으로써, 그리고 "억압받는 사람들의 경험에 특권을 부여함"(Traynor, 1997, p. 99)으로써 지배집단과 같은 오류를 범한다고 주장될 수 있다.

질적 연구는 이전의 것과 마찬가지로 제한적인, 새로운 정파적 관행이 될 수 있다(Darbyshire, 1997). 사회 이론과 여러 가지 페미니즘에서의 객관성에 대한 비판은 다른 것과 마찬가지로 보편화된 것으로 보인다. "지식은 항상 알려진 것에 가해지는 암묵적인 지배와 권력을 나른다. … 어떤 특정 집단에 대한 독창적인 통찰과 연관된 권위는 … 더 이상 신뢰할 수 없는 것이다"(Traynor, 1997, p. 100). 그러나 이 통찰은 다른 것들에 비해 특정한 목소리에만 특권을 주는 것에 대한 공포 때문에, 일부 헌신적인 해방적 프로젝트에서는 마비를 일으킬 수 있다. "더욱이 해방 그 자체는 언제나 존재하는 지배의 가능성을 가진 계몽적 프로젝트로 이해될 수 있다"(Traynor, 1997, p. 100). 지배와 억압을 드러내는 과정이 이전의 보스와 마찬가지인 새로운 보스를 구성하는 것으로 이루어질 수 있다.

그래서 포스트모더니즘은 허무한 말장난이고, 하나의 정책을 다른 것을 능가하는 것으로 선택할 수 있도록 어떤 기준을 제공하지도 않는 빈약한 학문이며(Zbilut, 1997), "날조"(Kermode & Brown, 1996)라고 불리어왔다. 반면에 Traynor(1997)는 포스트모더니즘은 선택의 근거가 보편적인 것이 아니라 맥락적인 것임을 단언한다고 주장한다. 권력에만 근거한 관점에서는 구조적 불평등이 무시되나, Traynor는 권력에 대한 Foucault의 작업이 구조적 불평등에 대한 연구의 중요성을 잊지 않고 권력의 증대 가능성을 보여준다고 주장한다. 이러한 통찰은 "변형적 작업transformative work에 정교함을 부여할" 수 있다(Traynor, 1997, p. 102).

변형적 작업은 그래서 평가나 지식 생성을 위한 보편적 기준을 설정하지 않고, 내러티브를 총체화하는 것에 도전하는 것으로 이해될 수 있다. Fahy(1997)는 "권력과 주체성에 대한 포스트모던 개념들이 해방적 연구의 이론적 힘을 강화할 수 있다"(p. 32)고 주장한다.

Traynor(1997)는 포스트모더니즘이 담론적 공통성에 근거한 집단간 대화의 근거를 제공할 수 있다는 너무 낙관적인 견해에 대해서도 역시 경고한다. Parsons(1995)에 동의하면서, 그는 현재의 간호학 연구의 합법화와 발표에서의 결정적인 딜레마를 강조한다(Denzin, 1997도 보라). 만약 이데올로기가 언어를 생산한다면, 세계를 이해할 수 있는 어떤 "진정한" 언어도 없으며, 억압된 집단을 확인하는데 있어 주체의 목소리에 대한 어떤 특권화도 없다. 사실, 주변인들의 "목소리"는 지배 집단에 더 수용 가능한 것으로 보이기 위해 의식적으로 시도된 것으로, 그들의 상황에 대한 지배담론의 담론과 자신들의 담론을 혼합한 것이라고 이야기된다(Hall, Stevens, & Meleis, 1994). 이 딜레마를 피하기 위해 연구자들에 의해 차용되는 전략은 연구에 여러 가지 목소리를 이용하고, 연구대상자들에게 승인받기 위해 그들에게 연구 결과를 제시하며, 연구자를 또 다른 목소리로서 연구에 가담시키는 것을 포함한다. 후자에서 연구자는 추가되어야 할 "단지 또 다른 목소리"로 가정되는데, 이는 연구자가 단지 또 다른 목소리로서보다 훨씬 더 영향력 있고 권력 있는 위치에 있는 것이 분명해 보일 때이다. 하나의, 혹은 기껏 해야 소수인 목소리일지라도 저자들의 것이 지배적일 가능성이 훨씬 많을 것이다(Walker, 1997).

페미니즘에서의 Foucault 담론분석의 적용

페미니스트의 과정 변인들process variables 혹은 과정 기준process criteria은 소통적 이상이라는 Habermas의 개념에 대한 담론적 수정이다. Habermas(1984)는 합리성이라는 소통적 이상이 담론의 과정을 위한 두 가지 목적, 즉 자율성과 책임성에 의해 접근된다고 주장한다. Habermas는 자율성을 대화에 공개적으로 참여할 수 있는 능력과 자발성으로 정의하며, 이는 자신의 가치, 이해관계, 그리고 욕구에 대한 이해를 요한다고 말한다. 책임성은 집단 역학, 지식 불균형, 권력 차이에 주의를 기울임으로써 모든 참여자가 대화에서 자율적으로 기능할 수 있는 것을 보장함을 의미한다. Habermas에게 합리성은 어떤 사람이 대화의 결과에서 가질 수 있는 신뢰에 영향을 받으며, 두 개의 소통적 이상을 향해 작업함으로써 접근되는 것이다.

일부 페미니스트들은 이상적인 대화 상황들이라는 Habermas의 개념들과 소통적 합리성에 대한 그 개념들의 관계를 수정한다. 이 페미니스트들은 Habermas의 개념이 초월적 개인주의 모델과 규범적으로 성취 가능한 목표로서의 공평성, 정의, 그리고 상호성이라는 추상적 개념들에 의존한다고 주장한다(Calhoun, 1992). Habermas는 합리성의 수용 가능한 형식이 개별적인 인간이라기보다 관계로 시작했어야 했던 것이라고 생각하지 않았다. 개인이라는 바로 그 개념이 포스트모더니스트에 의해 역사적으로 그리고 문화적으로 특이적인 것으로 제시된다. 만약 담론을 위한 출발점이 개인 대신에 관계가 된다면, 사람들의 비등가성과 상호교환 불가능성을, 즉 그들이 처한 상황을 필수적으로 고려해야만 한다. 그래서 상황의 다양성이 페미니스트 방법론에서는 바람직한 것으로 보인다.

예를 들어, Fraser(1989)는 권력관계와 헤게모니, 그리고 가부장적 사회에 대한 포스트모던 관점에서 Habermas의 소통적 이상을 비판한다. 한 담론 내에서 한 사람이 말할 수 있는 권리를 결정하는 것은 사회적으로 구성된 행위이며, 이해 관계적인 권력의 이동이다. Habermas에게 소통적 합의는 이상적 말하기 상황에서 진리 주장을 하는데 있어, 화자의 자율성과 책임성을 보장한다. 이 합의는 소통적 이상이며, 실제적인 인간 상황에서는 발견되지 않는다. 그 자체의 이해관계, 과정, 그리고 목표를 검토하지 않는 한, 이상적 말하기 상황을 추구하는 것은 말뿐인 시행이 될 수 있으며, 이는 그것이 재배치하려는 것과 마찬가지로 억압적이다.

Fraser(1989)는 합리적 담론에 대한 Habermas의 기준이 억압받는 집단인 여성들의 지위를 무시한다고 주장한다. 소통적 합의의 목표는 개인들이 서로 다른 사람들을 분명히 알도록 도울 수 있고, 합의를 향해 평등하게 작업하는 것이 가능하다는 것을 가정한다. 권력/지식의 망에 놓여져 있다는 것은 명료하게 추론할 수 있는 개인의 능력을 제한한다. 참여자들은 그들의 삶에서 가능할 수 있는 결과로 인해 자신들의 행동에서 더 제한적으로 된다. 이것은 개인들이 선택하는 데 있어서 결코 똑같이 자유롭지는 않다고 말하는 것이다. 어떤 권력을 가진, 즉 Habermas의 설명에서 화자가 될 수 있는 능력을 가진 개인에 대한 정의는 부여된 권력 위치에 근거한다. Fraser(1989)에 따르면, Habermas의 개념들은 초월적이며, 상황에 처한 육체에 자리하지 않는다.

그래서 몇몇 페미니스트들은 자율성과 책임성이라는 Habermas의 소통적 목표에 참여자들의 연계성, 상호주관성, 상황성이라는 개념들과 집단 합리성을 지지하는 것으로 정서, 다양성 그리고 직관의 역할을 추가한다. 예를 들어, Allen(1992)은 간호학 탐구와 관련하여 이 과정 변인들을 명료화한다. 상황성situatedness이라는 개념은 상호작용이 가치, 관점, 그리고 세계관에 우선적으로 초점을 둔다는 것을 암시한다. 참여자들의 상황성을 조사한 후, 가까운 이슈로 이동하는 것이 적절할 것이다. 이 초점들은 상대주의의 한 형태로 보이지 않으면서도, 화자들의 세계관과 관점에 대해 사람들이 추측하도록 강요하기보다 화자들이 각 다른 사람들과 얼마나 많은 것을 공유하는지를 사정할 수 있게 해서, 그것을 명료화하는 과정의 일부로 보인다(Allen, 1992). 과정적 이상은 합리적 결과를 보장하지는 않는다. 대신, 과정에 대한 작업은 저항이 흡수되는 것을 모면할 수 있도록, Habermas가 무시한 권력과 맥락이라는 이슈들을 잘 드러낸다(Allen, 1992, p. 13).

페미니스트의 과정 기준은 화자들과 저자들이 혼자서 쓴 후에 그 결론을 다른 집단에 적용하는 것에서 역사적인 이동을 했음을 나타낸다. 이 접근법의 함의는 담론의 합리성을 사정하기 위해, 화자들의 공동체에서 지속적으로 조정되는 상호주관성이 있는지 평가되어야 한다는 것이다(Allen, 1992).

따라서 경쟁하는 주장들에 직면했을 때, 페미니스트들은 그 과정이 자율성, 책임성, 상황성, 상호연결성, 다양성, 정서, 그리고 직관을 존중하는지 혹은 그렇지 않은지에 대한 증거를 제시하기 위해, 그 주장이 생겨난 자료와 맥락을 분석한다.

간호학 연구에서의 포스트모던 페미니스트 담론분석

간호학은 역사적으로 생의학적 담론에 비판적이지 않았다(Eade & Bradshaw, 1995, p. 61). 경험 · 분석적 과학을 따르는 생의학적 담론은 세계가 주관적 정보와 객관적 정보로 나누어질 수 있고, 객관적인 것만이 과학과 의학, 그리고 건강에 유용하다는 것을 가정한다. 더욱이, 주관적인 것은 종종 *비합리적, 감정적*, 그리고 *부드러운 과학*과 같은 단어들을 사용함으로써 여성적인 것과 연결된다(Eade & Bradshaw, 1995, p. 62). "담론분석은 간호학적 지식에 대한 대안적 관점을 이해하는 한 방식으로 가치 있다"(Heartfield, 1996, p. 100). Hall, Stevens 그리고 Meleis(1994, p. 24)는 "하나의 실천 학문으로서 간호학은 통계학적 절차들이 다루기 힘들거나, 일반화하기에는 너무 광범위하며, 당장의 문제에 대해 구체적이지 않거나 혹은 그 요구조건들이 경제적으로 너무 부담스러운 상황에도 적용될 수 있도록, 충분히 내구력이 있고 유연한 탐구 수단을 요한다"고 주장했다.

Foucault의 권력 분석에 근거한 담론분석이 간호학 연구를 위해 제시되어왔다(Powers, 1996). Cheek과 Porter(1997)는 간호학 연구에서 사용할 수 있는 Foucault 권력이론의 몇 가지 강점과 약점을 서술한다. Cheek는 담론에 대한 초점, 권력/지식의 인식, 훈육 테크닉과 그것의 의도하지 않은 결과에 대한 서술, 경쟁하는 담론들에 의해 구성된 것으로서의 육체 개념, 임상적 시선의 확인, 그리고 저항 가능성의 제시와 같은 그 이론의 강점들을 열거한다. Porter는 "진정한" 목소리를 문제시하면서 하나의 더욱 통합적인 내러티브로서 가능한 해방적 프로젝트를 거부하는 것, 진리 주장의 상대주의, 주체의 추방, 그리고 대안을 생산하기위해 Foucault의 관점을 사용하는 것에서의 어려움과 같은 제한점들을 열거한다. Cheek는 연구자들이 어떤 것에 대해 특정한 지식이 있어야만 한다는 주장을 손에서 놓아 줄 필요가 있고, 진정한 목소리를 문제시하는 것은 행해져야 할 좋은 것일 수 있으나, 권력의 맥락화된 효과를 분석하는 것은 거대 내러티브의 생산을 요하지 않는다고 답한다. 의견 차이에도 불구하고, Foucault식의 담론분석은 계속 생산되어 왔다.

하나의 실천 학문으로서 간호학은 실천적인 문제해결 요소를 포함한다. 상황적 맥락에 근거한 문제해결은 과학적 지식 생성에 비해 오랫동안 사회적으로 더 낮은 지위에 있었다. 예를 들어, Peerson(1995)은 Foucault가 임상의학 탄생의 계보학에서, 의학과 외과학 간의 사회적 구분을 전거해야 함을 간과했다고 지적한다. 외과학은 의학적 지식 생산이 아니라 실무적 문제 해결에 대해 더 집중적이었다(p. 110). 제국주의적 확장으로 외과학을 접수한 후, 의학은 진단과 치료의 위계체제를 구성하는 것을 목적으로 경험・분석적 과학을 지지하여, 사회적 조건들과 주관적 진술을 무시할 수 있는 의학의 시선을 형성했다. 경험・분석적 지식 생산과 통제의 권력 덕분에, 의학적 시선의 한계에 대한 어떤 사회적 통제도 없다(Peerson, 1995, p. 112). 예를 들어, 헤로인을 메타돈으로 대치하는 것은 개인의 중독에 대한 통제를 중지하는 대신에 의학적 통제를 제공하기 때문에, "더 좋은" 것으로 생각된다. 상대적인 위험을 사정함으로써 "취약성"이란 위치를 배정하는 것은 권력의 매우 강력한 사회적 조처이다(Hall et al., 1994).

간호학은 독자적으로 이 같은 권력기반을 개발하고자 한다. 결과적으로 .간호학은 더 낮은 사회적 지위를 심각하게 인식하고, 경험・분석적 과학을 이용하여, 독창적인 간호학적 지식을 생성할 수 있는 어떤 독창적인 과학적 방법이나 주제를 위해 지속적으로 투쟁한다. Traynor(1996)는 이러한 맥락에서, 간호학 담론은 그것이 돌봄이든 과학이든, 혹은 비용에서의 이익이든 경제적 합리주의이든 간에 당시 유행하던 유력한 언어를 반영하는 방식으로, 권력과 전문직업적 지위를 개선시키기 위해 그 자체의 정의를 지속적으로 재형성해왔다고 주장한다. 더욱이 간호학 담론은 더 일반화된 추상적 논쟁을 크게 인정하지도 않으면서, 여러 가지 페미니스트 인식론들이 가진 상충하는 관점들을 반영한다.

May와 Purkis(1995)는 Foucault의 작업이 해석적 연구에서 거의 언급되지 않는 간호실무의 *효과*에 대한 비판적 이해를 증진시킬 수 있는 하나의 방법으로 사용될 수 있다는 생각을 지지한다. 이 저자들은 간호학 담론이 일상생활의 평범한 양상들을 간호문제로 만드는 것을 떠맡으면서, 사회적 통제의 의학화(혹은 간호학화nursification)에 가담한다고 주장한다. "일상생활이 본질적으로 병적이라는 사고는 진단적 범주를 지지하는 것으로 보인다"(May & Purkis, 1995, p. 286). 간호학은 그 자체를 생리학적 기능에 관련된 기술적 실무라기보다 인간관계의 학문으로 구성해왔다. 예를 들어, 간호사-환자 관계는 하나의 치료적 도구라고 공통적으로 교육된다. 그러나 그것이 진짜로 하는 것은 무엇인가? 그 관계가 치료적인 것이 되기 위해서 환자는 간호학적 돌봄의 수혜자로(May & Purkis, 1995), 즉 간호학 담론에 의해 정의된 치료적 관계에서 담론적 전략의 유순한 대상으로 담론적으로 구성되어야만 한다. 간호사는 그래서 순전히 인격의 영향력으로 환자들을 변화시킬 것으로 기대된다.

누구도 간호를 인간육체에 대한 육체노동으로 논의하지 않는데, 이는 환자에 대한 현재의 사회적 관점이 대상/육체object/body에서 간호학적 돌봄care(이를 "통제"로 읽어 보라)의 대상인 경험하는 주체로 이동하기 때문이다. 간호는 한 조직체의 상황 내에 위치한 일련의 실무이나, 간호는 직업적 수사vocational rhetoric에서 전문적 지위를 요하는 수사로 이동했다. 이런 이동이 환자에 대해 가지는 장기적 효과는 아직 검토되지 않았으나, 그 효과는 긍정적이지 않을 것이다. 이 효과에 대한 담론분석은 다음과 같은 질문을 할 것이다: 누구의 이해관계에서 전체 환자가 간호학적 돌봄의 대상으로서 담론적으로 구성되는가?

Traynor(1996)는 지난 30년간의 간호학 이론이 어떤 방식으로는 실무에 결코 영향을 주지 않았으나, 또 다른 방식으로는 간호실무에 심각한 영향을 주었다고 주장한다. 전체적인 간호학 이론체는 간호의 전문직화라는 프로젝트를 지지하기 위해 구성되어왔다. 간호사들은 간호사를 만족시키고, 간호 과제 수행을 받아드릴 수 있는 합당한 이유를 간호사에게 제공하는 체계적인 설명에 맞추어 환자들을 훈육하는 방법을 배워왔다. 환자가 이 상황에서 프라이버시를 유지할 수 있는 유일한 길은 절대로 말하지 않는 것이다. 간호의 도덕적 요소는 일상생활을 병리학화하는 일련의 처방적 연구에 근거한 과제에 묻혀져 왔다.

간호학에서 전문가주의의 담론은 지속된다. Huntington과 Gilmour, 그리고 O'Connell(1996)은 간호학이 다른 학문들에 의해 식민지화되었으며, 우리가 우리 고유의 독창적인 과학적 지식을 가지기 전에는 우리는 전문직이 아니라고 주장한다. 돌봄은 여전히 간호학의 (여성적) 본질이며, 미래라고 주장된다(Gordon, 1991).

Kermode(1995)는 "비판적 담론 분석"을 사용하는데, 그는 이것을 Fairclough(1992)를 따라, "담론이 권력과 이데올로기의 관계에 의해 형성되는 방식을, 그리고 담론이 사회적 정체성과 사회적 관계, 그리고 지식이나 신념 체계에 대해 가지는 구성적 효과"(Kermode, 1995, p. 9)를 보여주는 것으로 정의한다. 그는 간호학의 전문가주의 담론을 분석하고, 그 담론이 극소수의 편에서의 권력의 견고화에 일치하는 현 상태와, 그리고 인종과 교육에 관한 엘리트주의를 지지한다고 주장한다(Kermode, 1995, p. 10). Traynor(1997)는 이에 동의하면서, 전문가들은 그들의 학문이 대상자들을 다룰 수 있게 하기위해 대상자들을 담론적으로 창조한다고 지적한다. 전문가주의의 담론에 가담하면서, 간호사는 그래서 그들 자신의 억압을 강화한다. 그는 *전문가 제국주의*professional imperialism라는 용어에 관해 Ivan Illich(1973)을 인용하는데, 이 용어는 전문 영역이란 개념을 포함한다. 모든 전문직은 자신들의 영역을 방어하며, 다른 전문직이 장악한 분야로 그것을 확장하고자 한다.

과학에 근거한 전문가주의 프로젝트의 의도하지 않은 결과들은 권력신장, 돌봄, 건강증진, 그리고 전체론holism과 같이 간호학 연구에 의해 지지되는 여러 개념들에서 볼 수 있다. 예를 들어, Traynor(1997)는 간호학의 전문가주의에서 권력신장의 담론은 필연적으로 한 사람에 의해 다른 사람에게 행해진 행동을 반영하는 것으로 잘못 생각된다고 주장한다. 간호학은 이 개념을 받아들이고, 이것을 대상자에 의한 대상자의 자기-해방이 아니라, 대상자에 대한 간호학의 권력을 강화하는 것으로 변화시켰다. 이는 필연적으로 간호사와 환자들을 억압하고, 간호사와 환자 모두를 실패자로 설정한다.

돌봄 담론은 너무 만연해 있고 너무 규정적이어서, 간호사들에 있어서의 돌봄을 상호의존의 지점으로, 즉 여성에 대한 정의에서 본질적인 것이 되어버린 특질로 조장한다. 돌봄 담론의 폭정은 그래서 또 다른 권위가 되었다. 돌봄 담론에는 비판을 위한 여지가 없다 — 당신은 돌봄 간호사이거나, 혹은 아니다. 만약 당신이 돌봄 간호사가 아니라면, 당신은 간호사로서는 명백한 실패자이다(Traynor, 1997).

건강증진 담론은 개별 환자에 대한 간호사의 주의attention에 초점을 두고, 나쁜 건강과 "불건강한" 생활양식에 대해 희생자를 비난한다. 건강증진의 담론에는 미취업과 유전적 범주를 대신하는 사회적인 것으로서의 인종억압이나 인종문제라는 구조적 문제를 위한 여지가 없다(Kaufman & Cooper, 1995). 간호학의 건강증진 담론은 나쁜 건강에 대한 사회적 원인들을 무시한다. 오히려 그 담론은 사회적 상황에 대한 근본적 비판에 환자를 포함시키기보다는, 나쁜 상황에 개인들이 대처하는 것을 돕는데 초점을 둔다. 간호학과 학생들은 환자가 임상적 조우clinical encounter의 구조와 과정을 결정하도록 두지 않고, 고정관념적인 "흑인" 혹은 "아시아인"과 상호작용하는데 적절한 방법들을 배운다. 더욱이 건강증진 운동은 사람들이 그들 자신의 질병에 죄책감을 느끼도록 하는데, 왜냐하면 훌륭한 충고에 복종하지 않은 것은 도덕적 실패이기 때문이다. 사람들이 자신들의 개별성을 지킬 수 있는 유일한 방도는 훌륭한 충고를 무시하고, 위험하거나 불건강한 생활양식에 참여함으로써, 알 수 없는 것에 대한 위험을 택하는 것이다. Illich(1977)을 인용하면서 Peerson(1995, p. 33)은 "건강 전문직은 … 사람들이 사적이고 자율적인 방식으로 자신들의 인간적 약점, 취약성, 그리고 독특함을 다룰 수 있는 잠재력을 파괴한다"고 주장한다.

전체론holism(혹은 전일론wholism)의 이론은 환자들의 자율성을 희생시키면서 간호사들이 행사하는 또 다른 억압적 테크놀로지이다. 환자들이 간호사들에게 그들을 "전인적 환자whole patient"로 취급하길 원하는가에 상관없이, 간호학은 그렇게 하는 것에서 도덕적으로 높은 근거를 찾았다. 윤리적 함의에도 불구하고, 전체론은 전문가주의의 권위에 의한 권력과 통제의 이동이다. 전체론의 담론은 비판을 침묵시키는 효과를 가진 또 다른 이데올로기다. 간호사들은 전인적 인간으로 대우하려는 시도로 환자들에게 그들의 가장 내밀한 비밀과 습관들을 고백하도록 요구함으로써, 더 쉽게 통제될 수 있는(Peerson, 1995) 말하는 주체를 창조한다. 말하기를 거부하는 것만이 환자들이 프라이버시를 유지하는 유일한 방법이다. 그 다음에는 이런 환자들에게 불이행non-compliant이라는 딱지가 붙는다.

예를 들어, 정신 간호학에서 고백은 대상자를 해방시키는 것으로 가정되지만, 환자들이 고백할 것으로 짐작되는 내용은 간호학 문헌에 의해 미리 결정된다. 간호사는 하나의 진단이나 혹은 또 다른 것에 부합할 수 있는 적절한 정보를 대상자로부터 얻기 위해 부지런히 일한다. 간호사는 정신치료적 관계에서 환자와 권력을 "공유한다"는 주장에도 불구하고(Price & Mullarkey, 1996), 고백 행위는 통제의 기법이 된다(Bleier, 1984). 간호사는 과학적으로 결정된 병리학적 범주에 배정하기 위해 사용되는 자료, 즉 고백을 이끌어 낸다. 분명히 이런 권력의 사회적 이동은 "대상자의 선"을 염두에 두고 좋은 의도로 수행된다. 그러나 "대상자의 선"이나 "성공적인 치료"에 대한 정의 역시, 개별 대상자들이 원하는 것에 근거한 것이 아니라, 정상성에 관한 간호학적 연구를 통한 지식 개발에 근거한 것이다.

Harper(1995)는 담론분석이 여러 가지 방식으로 정신 건강 연구에 유용할 수 있다고 주장한다. 이것은 결과보다 과정에 초점을 둘 수 있다. 이것은 더 넓은 사회적 담론에 치료에 대한 입장들을 위치시킬 수 있다. 이것은 범주화라는 단순한 과학적 과정을 가정하기보다 그것의 복잡성을 보여주면서, 진단의 과정을 해체할 수 있다. 정신건강과 질병에 대한 담론에서, 담론분석은 설명적이지 않을 것이며(예를 들어, "그는 우울하기 때문에 그렇다"), "이 상황에서 우울이란 개념은 어떤 이해관계에 기여하는가"와 같은 탐구해야 할 문제들에 열려있을 것이다(Harper, 1995, p. 348). Harper는 미래의 작업을 위해 세 가지 방향을 주장한다. 첫째, 분석은 "다양성을 수용해야" 한다. 둘째, 정신건강 서비스는 이 다양성을 표현해야만 한다. 셋째, 정신건강 실무자들은 병리학화하지 않는 "치료적 대안들을 탐구해야" 한다(1995, p. 354).

간호학적 실천 내에서의 권력관계에 대해 철저한 분석 없다면 사회 변화는 완성될 수 없다. 담론분석은 간호학적 탐구에서 전도유망한 방법론이다. 우리는 "교육적 평등에 완전히 헌신하는 사회에서만 인종이나 성별에 따른 내재적 결핍의 가능성에 초섬을 두는 것이 아니라, 학습하고 가르치는 과정에 초점을 둔 연구 프로그램을 개발할 수 있다"(Fausto-Sterling, 1985, p. 222).

Traynor(1997)는 간호학 연구에서 담론분석이 직면하는 중요한 문제를 요약한다. 그는 한 담론에 대해 다른 담론들을 능가하는 특권을 주는 것은 아니라고 말하면서, 그 자신의 분석의 권위에 의문을 제기하는 것으로 이를 보여준다. 그는 누군가에게 억압받는 집단이라는 정체성을 부여하는 것을 거부함으로써, 억압받는 집단의 정체성에 대한 의문을 제기한다. 이러한 방침은 그의 작업에서 다음과 같은 가정을 낳는다:

1. 탐구는 신념의 재맥락화로 특징지어질 수 있다.
2. 설명은 또 다른 해석이며, 다른 어떤 것보다 더 합리적 근거를 가지는 것은 아니다.
3. 총체적인 내러티브는 억제하는 효과를 가진다.
4. 어떤 담론적 정체성을 다른 것으로 교환하는 것은 새로운 억압을 만들 수 있기 때문에 위험하다.

5 비판은 그것이 비판하고자 하는 작업들과 같은 설득의 기술을 사용한다; 그러나 비판은 그 고유의 엄격성과 구조를 주장하며 자의적이지 않다.

6 생산된 어떤 진리 주장도 맥락적으로 이해되어야만 한다.

Traynor는 그래서 자신의 작업을 해방적 프로젝트로서가 아니라, 자신들의 진리와 합리성에 대한 해석이 다른 사람들의 견해를 지배하는 순간에 있는 사람들에 대해 "골칫거리를 유발하는 것"으로 서술한다(Traynor, 1997, p. 106).

간호학 탐구에서의 담론분석 예

Eade와 Bradshaw(1995)는 "걱정이 많은 사람들 the worried well"에 관한 담론을 해체하고 분석하려는 담론분석을 수행했다. 저자들은 걱정이 많은 사람들을 의학적 관심을 구하는 여성들이지만, 의학적으로 받은 진단은 없으며, 의료 실무자들에 의해 의료자원을 소모시킨다고 지각된 여성들이라고 정의했다. 정신과적 진단은 흔히 의학에 의해 배정되며, 그래야 적어도 구체적인 어떤 것이 행해 질 수 있다. 여성들은 본래 정신병에 더 민감한 것으로 특성화되어 왔으며, 고로 한 여성의 불행은 그녀의 여성성의 결과로 지각된다. 여성이라는 것에 관련한 무엇인가가 모든 여성을 우울증의 위험에 빠뜨린다. 어떤 결정적인 생물학적 해답도 나오지 않았기 때문에, 그 상태는 의학화되고, 약물로, 가장 흔하게는 항우울제로 치료된다.

불행한 여성은 정서적으로 병에 걸린 것으로 생각되지만, 반면에 불행한 남성은 그들의 문제를 해결하는 것에 대해 상담을 받는다. 남성 역시 우울해 질 수 있으나, 그 상태는 그렇게 진단되지 않는다(Tavris, 1992). Eade와 Bradshaw(1995)는 간호학이 생의학적 담론을 지속적으로 해체해야만 한다고 결론을 내린다. 그러나 여성들이 "걱정이 많은 사람으로 범주화될 가능성이 더 많기 때문에"(p. 62), 자신들의 담론을 여성들로만 제한함으로써, 이 저자들은 불행한 여성들을 정상화하는 담론을 제공하고, 걱정이 많은 사람과 같은 특성을 보이는 남성들에 대한 담론을 주변화하여, 그들이 비판하고자 하는 것과 같은 오류를 범하고 있다.

Van Der Riet(1995)는 서로에게 마사지를 함으로써 환자에게 마사지하는 방법을 배우는 학생들의 담론을 분석했다. 그는 마사지를 배우는 것과 행하는 것이 마사지의 성적 측면 때문에, 여학생보다 남학생에게 더 어렵다고 결론을 내린다. 학생들은 그것을 마사지라고 부르는 것 대신에 등 문지르기라고 부르는 것을 더 좋아했으며, 그래서 그것은 더 많은 임상적인 공명을 갖게 되었다. Van Der Riet는 임상적 기술 교육에 있어서 가능한 젠더의 차이와 마사지 자체의 성적 특성에 대해 인식할 것을 요청한다.

Cheek과 Gibson(1996)은 투약의 간호 행정에 대한 담론을 분석했다. 그들은 텍스트에서의 지배 담론들이 과학과 법이라는 것을 발견했다. 인간 존재로서의 환자와 간호사를 포함하는 담론과 정책과 절차에 대한 저항의 담론은 없었다. 저자들은 맥락적인 이해를 희생하고 정책과 절차를 맹목적으로 고수하는 것 대해 저항적 전략들을 세울 수 있는 입장을 개발하도록 간호사들에게 요구한다.

Breda, Anderson, Hansen, Hayes, Pillion 그리고 Lyon(1997)은 참여활동연구Participatory action research(PAR)를 사용하여 시골의 조그만 정신

병원에서 간호사의 자율성이 증가되었음을 주장하는데, 이 연구는 연구 과정 동안 분석에 대상자들을 포함하는 담론분석 (혹은 비판적 문화기술지)의 한 유형이다(Kemmis & McTaggert, 2000). Breda와 동료들은 *자율성*을 알고 있는 것에 근거하여 행동할 수 있는 자유로 정의했다. 그들은 이 능력에 관해서 간호사들이 비판 의식을 개발하도록 제안했다. Reason(1994)을 따라, 그들은 PAR에 두 가지 목표가 있다고 말했다: "1) 연구, 성인 교육, 그리고 사회 정치적 행위를 통해 집단의 사람들에게 직접적으로 유용한 지식과 행위를 생산하는 것, 그리고 2) 사람들이 그들 자신의 지식을 구성하고 사용하는 과정을 통해 또 다른 더 심오한 수준에서 그들의 권력을 신장하는 것"(p. 324).

그 연구의 목적은 일 년간에 걸쳐 자율적 지식을 생산하고 행동을 일으키려는 것이었다. 간호업무를 쉬는 동안에, 간호사들은 자신들의 자율성 결여를 논의하고, 자신들이 억압받는 집단이라고 결론을 내렸다. 스터디 그룹이 만들어지고, 그 구성원들은 자신들의 지식 기반에서 강점과 약점을 확인했다. 새로운 지식을 행위에 적용하려 시도할 때, 구성원들은 새로운 아이디어의 성공적 적용에 대한 장애를 확인할 수 있었다. 그들은 치료 팀과 대상자 콘퍼런스에 더 많이 참여하였다. 병원 당국과 의사들은 자신들이 감동받았다고 보고했고, 간호사들은 그들 자신의 지식에 근거하여 행동하는 것이 더 좋다고 느꼈다. 간호사들에 의해 확인된 주제는 실무의 소유권, 안녕과 치유에 대한 강조, 그리고 파트너로서의 대상자였다. 저자들은 간호사들이 기관의 규범에 성공적으로 도전할 수 있었다고 결론지었다. 간호사들은 그들이 마치 억압적인 실무들을 변형하기 시작한 것처럼 느꼈다.

그러나 그 간호사들은 단순히 제도상의 좋은 간호사라는 수준에서 더 좋아진 것이라고 주장될 수 있다. 만약 그들이 정말로 관료적 질서에 도전했다면, 그들은 응징되거나 훈계되었을 것이다. 대신에 당국이 감동했다. 그들의 작업은 제도적 규범에 어떤 실질적 위협도 나타낼 수 없었는데, 왜냐하면 그들의 노력에 대한 저항이 있었을 것이기 때문이다. 그 간호사들은 그들의 제한적인 선택권 내에서 더 충분하게 참여하는 것에 대해 자신들의 의식을 고양할 수 있었으나, 그들은 자신들의 선택권을 확장하거나 다른 누군가의 의식을 고양하지는 않았다.

Lupton(1994)은 1987년의 오스트레일리아 인쇄매체에 실린 AIDS 담론에 대해 담론분석을 수행했다. 그는 인쇄매체에서 콘돔에 대해 긍정적으로 그리고 부정적으로 사용된 은유를 찾았다. 인쇄매체에서 긍정적 혹은 부정적 은유로 AIDS와 연관되어 온 콘돔이 HIV의 전파를 감소시킨다는 지식에도 불구하고, 더 대중화되지는 않았다고 그는 결론을 내렸다. 끝으로 Lupton은 공적 담론이 변화하지 않는 한, 콘돔은 받아드릴 만한 것이 되지는 않을 것이라고 말했다.

Ainsworth-Vaughn(1995)은 전문의의 임상현장에서 환자들과 종양학자들 간의 담론을 분석했다. 그는 그 조우에서 권력을 얻기 위해 사용되는 담론적 전략을 서술했다: 중단, 질문, 구조적 협력의 호소, 그리고 주제의 통제. 그는 환자의 상황에 대한 해석에 대해 의사의 해석이 지배적인 것이 된다고 결론을 내렸다.

Heartfield(1996)는 간호의 문서화에 대한 담론분석을 수행했다. 그는 간호 실무를 서면화한 문서는 간호실무의 구어적 지식보다 의학과 과학이라는 지배 담론에 더 막대하게 영향을 받았다고 결론을 내렸다. 그는 6명의 환자에 대해 완결된 기록지에서 간호사가 서면화한 문서들을 분석했다. 그는 텍스트의 담론적 속성들을 서술하면서, 그것들은 의사들의 지배적 목소리에 대해서는 강조하나, 거기에 환자의 목소리는 없다고 말했다. 그는 텍스트가 신체의 부분들과 결핍에 초점을 둠으로써 사적인 "인간"의 외부에서 객관적인 "환자"를 구성한다고 주장했다. 그는 간호학적 돌봄의 대상인 환자에 대한 전체론적 관점의 증거를 전혀 발견하지 못했다.

Heartfield(1996)는 병원 전체의 계약상의 배열에 질서를 잡는 중요한 요인은 의학적 진단이라고 주장했다. 그래서 간호학적 돌봄은 인간 경험을 의학적으로 해석 가능하며, 유용한 객관적 자료로 번역하는 기능을 하는, 이 계약의 간접적이고 숨겨진 부분이다. Heartfield는 번역자로 기능을 할 수 있다는 것이 간호사에게 생의학 내에서의 권력을 제공하며, 동시에 가치가 부여되지 않기 때문에 기록되지 않는 다른 기능들을 간호사들이 수행할 수 있게 허용한다고 주장했다. 이 비가시적인 간호학적 작업이 인정받지 못하는 간호학적 작업을 위한 공간을 창조하는 저항의 담론이다. 그래서 저항의 실천을 위한 공간이 유지되며, 현존하는 권력 배열은 지지된다.

간호학 담구에서 이러한 담론분석의 예들은 간호실무에서의 권력, 방법론, 젠더, 억압, 과학 그리고 지식의 본질을 묻는 질문에 대한 관심이 커진다는 것을 보여준다. 더 많은 간호학과 대학원 학생들이 더 넓고 다양한 연구 방법들을 연구한다면, 근년에 더 많은 담론분석이 수행되고 출판될 것으로 기대된다.

참고 문헌

Ainsworth-Vaughn, N. (1995). Claiming power in the medical encounter: The whirlpool discourse. *Qualitative Health Research, 5*(3), 270-291.

Alcoff, L. & Potter, E. (1993). *Feminist epistemologies.* New York: Routledge.

Allen, D. G. (1992). Feminism, relativism, and philosophy of science: An overview. In J. L. Thompson, D. G. Allen & L. Rodrigues-Fisher (Eds.), *Critique, resistance, and action: Working papers in the politics of nursing.* New York: NLN.

Belenky, M. F., Clinchy, B. M. Goldberger, N. R. & Tarule, J. M. (1986). *Women's ways of knowing: The development of self, voice, and mind.* New York: Basic Books.

Benner, P. (1984). *From novice to expert: Excellence and power in clinical nursing practice.* Menlo Park, CA: Addison-Wesley.

Blackwood, E. (1993). Sexuality and gender in certain native American tribes: The case of cross-gender females. In L. Richardson & V. Taylor(Eds.), *Feminist frontiers III* (pp. 140-150). New York: McGraw-Hill.

Bleier, R. (1984). *Science and gender: A critique of biology and its theories on women.* New York: Pergamon.

Breda, K. L. Anderson, M. A., Hansen, L., Hayes, D., Pillion, C. & Lyon, P. (1997). Enhanced nursing autonomy through participatory action research. *Nursing Outlook, 45*(2), 76-81.

Burnard, P. (1995). Unspoken meanings: Qualitative research and multi-media analysis. *Nurse Researcher, 3*(1), 55-64.

Calhoun, C. (1992). Culture, history and the problem of specificity in social theory. In S. Seidman & D. Wagner (Eds.), *Postmodernism and social theory*. Cambridge, MA: Blackwell.

Cancian, F. M. (1993). The feminization of love. In L. Richardson & V. Taylor (Eds.), *Feminist frontiers III* (pp. 292-301). New York: McGraw-Hill.

Cash, K. (1995). Benner and expertise in nursing: A critique. *International Journal of Nursing Studies, 32*(6), 527-534.

Cheek, J. & Gibson, T. (1996). The discursive construction of the role of the nurse in medication administration: An exploration of the literature. *Nursing Inquiry, 3*(2), 83-90.

Cheek, J. & Porter, S. (1997). Reviewing Foucault: Possibilities and problems for nursing and health care. *Nursing Inquiry, 4*(2), 108-119.

Cowan, S. (1994). Community attitudes towards people with mental health problems: A discourse analysis approach. *Journal of Psychiatric and Mental Health Nursing, 1*, 15-22.

Crawford, M. (1989). Feminist epistemologies and women's ways of knowing. In M. Crawford & M. Gentry (Eds.), *Gender and thought: Psychological perspectives* (pp. 128-145). New York: Springer-Verlag.

Darbyshire, P. (1997). Qualitative research: Is it becoming the new orthodox? Editorial, *Nursing Inquiry, 4*(1), 1-2.

Denzin, N. K. (1997). *Interpretive ethnography: Ethnographic practices for the 21st century*. Thousand Oaks, CA: Sage.

Dreyfus, S. E. (1982). Formal models vs. human situational understanding. *Office Technol. People, 1*, 133-165.

Eade, G. & Bradshaw, J. (1995). Understanding discourses of the worried well. *Australian and New Zealand Journal of Mental Health Nursing, 4*, 61-69.

Emden, C. (1997). A conversation with Margarete Sandelowski and Philip Darbyshire: Issues in qualitative inquiry. *Nursing Inquiry, 4*(2), 13

8-141.

Fairclough, N. (1992). *Discourse and social change.* Cambridge: Polity Press.

Fausto-Sterling, A. (1985). *Myths of gender: Biological theories about women and men.* New York: Basic Books.

Fahy, K. (1997). Postmodern feminist emancipatory research: Is it an oxymoron? *Nursing Inquiry, 4*(1), 27-33.

Ford-Gilboe, N. & Campbell, J. (1996). The mother-headed single-parent family: A feminist critique of the nursing literature. *Nursing Outlook, 44,* 173-183.

Fraser, N. (1989). *Unruly practice: Power, discourse and gender in contemporary social theory.* Minneapolis: University of Minnesota Press.

Gordon, S. (1991). Fear of caring: The feminist paradox. *American Journal of Nursing, 91* (2), 45-48.

Habermas, J. (1984). *The theory of communicative action, Volume 1 and 2.* (T. McCarthy trans.). Boston: Beacon Press.

Hall, J. M. (1994). The experience of lesbians in Alcoholics Anonymous. *Western Journal of Nursing Research, 16*(5), 556-576.

Hall, J. M., Stevens, P. E. & Meleis. A. I. (1994). Marginalization: A guiding concept for valuing diversity in nursing knowledge. *Advances in Nursing Science, 16*(4), 23-41.

Harding, S. (1986). *The science question in feminism.* Ithaca: Cornell University Press.

Harding, S. (1991). *Whose science? Whose knowledge?* Ithaca: Cornell University Press.

Harper, D. (1995). Discourse analysis and 'mental' health. *Journal of Mental Health, 4,* 347-357.

Hartsock, N. (1983). The feminist standpoint: Developing the ground for a specially feminist historical materialism. In S. Harding & M. B.

Hintikka (Eds.), *Discovering reality: Feminist perspectives on epistemology, metaphysics, methodology and philosophy of science* (pp. 283-310). Boston: D. Reidel.

Heartfield, M. (1996). Nursing documentation and nursing practice: A discourse analysis. *Journal of Advanced Nursing, 24*, 98-103.

Hollway, W. (1989). *Subjectivity and method in psychology: Gender, meaning and science.* London: Sage.

Hubbard, R. (1990). *The politics of women's biology.* New Brunswick: Rutgers University Press.

Huntington, A., Gilmour. J. & O'Connell, A. (1996). Reforming the practice of nurses: Decolonization or getting out from under. *Journal of Advanced Nursing, 24,* 364-367.

Illich, I. (1973). The profession as a form of imperialism. *New Society, 13*, 633-635.

Illich, I. (1977). *Limits to medicine - Medical nemesis: The exploration of health.* London: Marion Boyars.

Kaufman, J. S. & Cooper, R. S. (1995). In search of thc hypothesis. *Public Health Reports, 110*, 662-667.

Keller, E. F. (1983). *A feeling for the organism: The life and work of Barbara McClintock.* San Francisco: W. H. Freeman.

Kemmis, S. & McTaggart, R. (2000). Participatory action research. In N. K. Denzin &Y. S. Lincoln (Eds.), *Handbook of qualitative research* (2nd ed.). Thousand Oaks, CA: Sage.

Kermode, S. (1995). Where have all the flower gone? Nursing's escape from the radical critique. *Contemporary Nurse, 4*, 8-15.

Kermode, S. & Brown, C. (1996). The postmodernism hoax and its effects on nursing. *International Journal of Nursing Studies, 33* (4), 375-384.

Lather, P. (1991). *Getting smart: Feminist research and pedagogy wi-*

thin the postmodern. London: Routledge.

Lorber, J. (1993). Believing is seeing: Biology as ideology. *Gender & Society, 7*(4), 568-581.

Lupton, D. (1994). The condom in the age of AIDS : Newly respectable or still a dirty word? A discourse analysis. *Qualitative Health Research, 4*(3), 304-320.

MacKinnon, C. (1987). Feminism, marxism, method, and the state: Toward feminist jurisprudence. In S. Harding (ed.), *Feminism and methodology* (pp. 274-287). Bloomington, IN: Indiana University Press.

Marks. E. (1995). The poetical and the political: The feminist inquiry in French studies. In D. C. Stanton & A. J. Stewart (Eds.), *Feminisms in the academy* (pp. 274-287). Ann Arbor: University of Michigan Press.

Martin, E. (1991). The egg and the sperm: How science has constructed a romance based stereotypical male-female roles. *Signs: Journal of Women in Culture and Society, 16*(31), 485-501.

Martin, E. (1997). The new culture of health: Gender and the immune system in America. In M. de Ras & V. Grace (Eds.), *Bodily boundaries, sexualized genders & medical discourses* (pp. 17-26). Palmerston North, New Zealand: Dunmore Press.

May, C. R. & Purkis, M. E. (1995). The configuration of nurse-patient relationships: A critical view. *Scholarly Inquiry for Nursing Practice, 9*(4), 283-295.

Maynard, M. & Purvis, J. (Eds.), (1994). *Researching women's lives from a feminist perspective.* London: Taylor & Francis.

Parsons, C. (1995). The impact of postmodernism on research methodology: Implications for nursing. *Nursing Inquiry, 2*(1), 22-28.

Peerson, A. (1995). Foucault and modern medicine. *Nursing Inquiry, 2*(3), 106-114.

Powers, P. (1996). Discourse analysis as a methodology for nursing inquiry. *Nursing Inquiry, 3*(4), 207-217.

Price, V. & Mullarkey, K. (1996). Use and misuse of power in the psychotherapeutic relationship. *Mental Health Nursing, 16*(1), 16-17.

Reason, P. (1994). Three approaches to participative inquiry. In N. K. Denzin & Y. S. Lincoln (Eds.), *Handbook of qualitative research* (pp. 324-329). Thousand Oaks, CA: Sage.

Riger, S. (1992). Epistemological debates, feminist voices: Science, social value, and the study of women. *American Psychologist, 47*(6), 730-740.

Sapiro, V. (1995). Feminist studies and political science - and vice versa. In D. C. Stanton & A. J. Stewart (Eds.), *Feminisms in the academy* (pp. 291-310). Ann Arbor: University of Michigan Press.

Scully, D. & Marolla, J. (1993). Riding the bull at Gilley's: Convicted rapists describe the rewards of rape. In L. Richardson & V. Taylor (Eds.), *Feminist frontiers III* (pp. 402-413). New York: McGraw-Hill.

Stepan, N. L. (1993). Race and gender: The role of analogy in science. In S. Harding (ed.), *The racial economy of science: Toward a democratic future* (pp. 359-376). Bloomington, IN: Indiana University Press.

Stevens, P. E. (1996). Lesbians and doctors: Experiences of solidarity and domination in health care setting. *Gender & Society, 10*(1), 24-41.

Tavris, C. (1992). *The mismeasure of woman*. New York: Simon and Schuster.

Traynor, M. (1996). Looking at discourse in a literature review of nursing texts. *Journal of Advanced Nursing, 23*, 1155-1161.

Traynor, M. (1997). Postmodern research: No grounding or privilege, just free-floating trouble making. *Nursing Inquiry, 4*(2), 99-107.

van Der Reit, P. (1995). Massage and sexuality in nursing. *Nursing Inquiry, 2*(4), 149-156.

Walker, K. (1997). Cutting edges: Deconstructive inquiry and mission of the border ethnographer. *Nursing Inquiry, 4*(1), 3-13.

Weedon, C. (1987). *Feminist practice and post-structuralist theory.* Oxford: Blackwell.

Worth, H. (1997). Jungle fever: AIDS and the Peter Mwai affair. In M. de Ras & V. Grace (Eds.), *Bodily boundaries, sexualized genders & medical discourses* (pp. 52-65). Palmerston North, New Zealand: Dunmore Press.

Zbilut, J. P. (1997). Joseph Zbilut responds. *Image, 29*(1), 6-7.

3
담론분석의 실행

서론

3장의 목적은 담론분석을 수행하고 생산하는 과정을 서술하는 것이다. 이 장에서 서술된 유형의 담론분석은 비판이론, Foucault의 포스트모던 권력 관점, 그리고 페미니즘의 반근본주의적 관점에 기초를 둔다. 비판적 해석학, 수행 문화기술지, 참여활동연구, 그리고 비판적 문화기술지와 같은 유사한 접근법이 있으나, 그것들에 대한 서술은 이 책에서 포함되지 않는다(Denzin & Lincoln, 2000을 보라).

일반적으로 담론분석의 목적은 역사적으로 특정한 상황이라는 맥락에서 권력관계의 서술에 기초하여 해석적 주장을 제공하는 것이다. 담론분석은 방법론의 초점에 주어진 강조점의 차이에 따라, 그리고 현재 분석되고 있는 담론 상황의 특성에 따라 다양한 방식으로 수행된다. Foucault(1977, p. 205)는 담론분석의 목적이 급진적인 정치적 행위를 위한 도구 생산을 목적으로, 한 담론의 연계와 모순, 그리고 수수께끼를 서술하는 것이라고 믿었다. 여기서의 강조점은 분석이 급진적인 정치적 행위를 위한 "도구"라는 것이다. Foucault에 따르면, 담론분석은 페미니스트 분석이 그런 것처럼 어느 하나의 결과물이나 어느 하나의 말하기 입장에 대해 다른 것을 능가하는 우선권을 표명함으로써, 취해야 할 행위를 명시하지는 않는다.

하나의 담론을 분석하기 위해 분석가는 그것에 대한 모든 것을 읽고, 그것이 작동하는 것을 보고, 사람들과 그것에 대해 토론하고, 다른 사람들이 그것에 대해 말해온 것들을 읽어야 한다. 통상적으로 그 담론과 관련하여 출판된 작업 전체를 이 장의 뒷부분에 있는 것과 같은 질문들을 염두에 두고 읽는다. 가능하다면 면담은 수행할 수 있는 많은 참여자들에게 한다. 관찰이 가능하다면, 담론에 의해 지시된 행동에 대해 관찰한다. 이 시기동안 각 질문에 따라 제시된 제목에 대해 조직된 노트를 만든다. 새로운 질문들을 형식화할 수 있고, 이에 대해 답할 수 있다. 마지막으로, 모든 자료와 노트를 검토하고, 주장할 내용을 만들고 쓰며, 편집이나 혹은 담론 자체에서 인용한 자료를 통해 지지한다.

결과는 철학적 논증 스타일로 쓴다. 분석에 의해 정당화되는, 맥락과 관련된 해석을 제시하고 지지한다. 어떤 담론분석은 책 분량의 길이이고, 어떤 것은 논문 분량의 길이인데, 이는 분석하고 있는 담론의 복잡성에 달려있다. 출판은 보통 이론적인 것으로 분류된다.

담론분석의 세부적인 목표는 1) 계보학에서 담론이 존재하는 역사적 조건의 전거를 제시하고, 2) 구조적 분석에서 사회적으로 구성된 권력/지식의 체계를 서술하며, 그리고 3) 권력 분석에서 사회적 권력관계의 망에서 담론의 효과를 분석하는 것이다. 담론분석은 이 세 부분 모두를 하나의 논의로 결합시킨다.

첫 번째 부분인 계보학은 출현한 담론에 대한 역사적 권력의 영향력을 해석한다. 구조적 담론분석인 두 번째 부분에서는 담론의 내적 논리적 구조에 초점을 둔다. 세 번째 부분인 권력 분석은 의도적인 그리고 비의도적인 결과를 포함하여, 담론의 작용과 관련된 권력의 효과를 분석한다. 이 세 부분 모두는 각 다른 것과 밀접하게 연관되며, 때로는 개념적 명료성을 목적으로 순수하게 분리된다(예로 4장을 보라).

계보학

계보학genealogy이라 불리는 부분의 담론분석은 제목이 암시하듯 담론의 역사적 요인들을 강조한다. 계보학은 현재의 권력관계를 확인하기 위한 근거로, 특정한 담론에서 실천된 담론적 과정discursive processes을 가능하게 하는 조건들을 찾는다(Kusch, 1991). "사정이 그렇지 않을 수 있다는 것을 알 수 있는 최선의 길은 그것들이 한번은 그렇지 않았고, 삶의 어떤 부분에서는 여전히 그러하다는 것을 보는 것이다"(Dreyfus, 1987, p. 331). 권력관계에 대한 역사적 관점이 중요하기 때문에, 계보학은 무맥락적인 이론 분석보다는 사회적 실천의 조직화에 대한 분석에 우선성을 둔다. 『*훈육과 처벌: 감옥의 탄생*』(1979)에서, Foucault는 *처벌 개념*의 역사가 아니라, 실천을 둘러싼 담론에 대한 분석을 포함하는 *감금 실천*의 역사를 분석하는 것을 선택했다(Mish'alani, 1988). 그러나 의미심장하게도 Foucault의 감금의 실천에 대한 설명에는 죄수들 자신의 담론은 없다. 페미니스트의 실천은 그 분석에 죄수들의 목소리를 포함하는 것을 옹호할 것이다.

포스트모던 관점과 마찬가지로, 담론분석가는 계보학에서 이론적 담론의 일반화보다 도덕적 의도를 가진 국지적 내러티브를 선호한다. 이것은 초연한 탐구라는 입장을 취하지 않으며, 윤리적 이슈를 서술하는 특이적인 맥락화된 논의가 더 바람직한 것으로 고려된다는 것을 말하는 것이다. "계보학은 헤게모니적인 본질주의적 담론들에 의해 은폐된 사회적 과정들을 드러내고, 이 형성적인 사회적 과정들에 이 담론들을 연루시키는 것을 목적으로 한다"(Seidman, 1992, p. 70).

반근본주의적 관점에서, Foucault는 한 담론에 대해 오랜 역사적 지속성과 객관적 의미를 주장하지 않는다. 오히려 계보학은 담론의 규칙성에 영향을 주어온 역사적 영향력이 있다고 가정할 뿐이다. 비담론적 요인들의 영향력 역시 고려되며, 이는 제도, 사건, 관행, 경제학, 인구학, 미디어, 제스처, 의복, 스타일, 습관, 전문용어, 그리고 인간 주체에 의해 충족될 수 있는 역할 범위와 같은 것을 포함한다 (Foss & Gill, 1987).

계보학이 보려고 선택한 것과 이용 가능한 범위의 자료는 모두 그 자체의 역사적 상황성을 반영한다. 계보학은 한 담론의 우발적인 역사적 상태를 보여줄 수 있고, 흡수되거나 제거되지 않아서 아직은 소멸하지 않은 실천을 포함할 수 있도록 우리의 관점을 확장한다 (Dreyfus, 1987, p. 331). 그러나 이렇게 하는 것은 우리가 근본적인 의미에서 우리의 상황이나 우리 자신에게서 벗어날 수 있고, 최종적으로는 무엇이 왜 일어났는지를 깨달을 수 있다는 것을 의미하지 않는다. 대신에, 계보학은 분석하고 있는 특정 담론에서의 권력과 저항의 실천적 진보에 대한 역사적 기여에 관해, 저자나 독자가 현재 서 있는 자리에서 광범위한 사태 파악이 가능하도록 시야를 넓힌다.

Rawlinson(1987)에 따르면, 계보학은 한 담론에서 진리와 거짓을 결정하기 위한 의미 있는 진술구성의, 정당화의, 그리고 구체적 물적 실재들과 절차들의 개념과 규칙 체계의 역사적 출현을 분석하는 것이다(p. 376). 주요 이슈는 담론 권위의 역사적 형성과 그것이 어떻게 일정 분야의 경험에서 진리를 표명할 수 있는 권리를 가지게 되었는가 하는 것이다. 사람들이 어떻게 이런 방식으로 생각하고 말하고 행동하게 되었는지를 어느 정도 객관적인 양상으로 정확하게 결정할 수 있는 효력에 대해서는 어떤 가정도 내려지지 않는다. 계보학은 특이적인 상황적 맥락에서의 권력의 작동에 관한 하나의 포스트모던하고, 반근본주의적이며, 페미니스트적인 지향에서 공개적으로 생겨나는 하나의 해석이다.

계보학에서 분석가는 (Rawlinson, 1987에 따르면) 담론에 관해 다음 질문들을 한다: 다른 어떤 담론들이나 사건들이 분석 중인 담론의 작용에 영향을 주는 모델이나 관념을 제공하였는가? 그리고 그것은 어떤 방식이었는가? 이 담론에서 어떤 용어들이 현재의 권력관계 내에서 담론의 역할을 사정하기 위해 중요한 언어적 그리고 사회적 역사를 갖는가? 어떤 역사적 맥락이 담론의 발달에 영향을 주었는가? 이 담론의 담론적 실천에 의해 서술됨으로써 어떤 물리적, 육체적 공간이 생겨났는가? 어떤 출현의 표면과 가능성의 조건들이 이 담론에 의해, 그리고 어떤 수단에 의해, 인정되고, 차용되고, 가시화되었는가? 이 담론은 어떤 과정에 의해 어떤 경험의 영역에서 진리를 표명할 수 있는 권리를 구성하게 되었는가? 다른 어떤 담론이 영향을 받는가, 그리고 어떻게 받는가? 어떤 권력투쟁 혹은 영역싸움이 발생했고, 그 결과는 무엇이었는가? 이 담론의 사회적 구성은 어떤 사람들의 이해관계에서 이루어졌는가? 어떤 사람들의 이해관계가 무시되거나 거부되었는가?

이 질문들에 대한 답들이 계보학을 형성한다. 계보학적 증거에 기초하여, 해석적 주장이 만들어지고, 분석에서 나온 증거에 준거하여 지지된다. 계보학의 독자는 분석되고 있는 담론의 발달에서 권력에 관하여 일어났다고 저자가 주장한 것에 대해 분명한 그림을 그릴 수 있어야 한다.

구조 분석

Foucault(Dreyfus & Rabinow, 1983, 부록)는 담론분석을 수행하기 위해, 담론의 구조 내에서 다음과 같은 일반적 이슈가 언급되어야만 한다고 충고했다:

1. "차별화의 체계" 혹은 담론에 대한 특권적인 접근권,
2. 한 집단에 대한 다른 집단의 "목적 유형들",
3. 감시체계, 위협, 추방을 드러내는 "권력관계가 존재하게 하는 수단들",
4. 관료적 구조와 같은 "제도화의 형식들", 그리고
5. 권력 배열을 지지하기 위해 요구되는 "합리화의 정도"

Foucault는 하나의 담론을 별개의 통일체separate unified whole로 개념화하지 않았다(Mish'alani, 1988). 오히려 담론에는 내재적인 작위적 모순이 있다. 이 모순들은 진술되거나 혹은 진술되지 않은 특정한 규칙들에 의해 배열된다. 담론에 관련되는 일련의 이론적 개념들에는 어떤 필연적인 통일성도 없다. 담론에는 개념들의 어떤 정적인 래퍼토리도 없다. 진술에는 어떤 획일적인 스타일도 없다. 담론의 4가지 구성요소인 주체, 대상, 진술의 스타일, 그리고 이론적 전략에 대해 변

경 가능하지 않은 구조는 없다. 담론의 구조에 대해 알아야할 중요한 것은 이 4가지의 담론 구성요소들에서 배열의 다양성을 지배하는 *규칙성* 혹은 *규칙*들이다(Mish'alani, 1988).

담론의 대상objects of a discourse은 근본주의적 방식에서는 지식의 생성과 창안을 위한 목표물로 보이며, 담론에 대해 외적인 것으로 고려될 수 있는 실체들entities이다. 담론의 대상은 서술되며, 그래서 그것의 주체를 형성하고, 담론적 과정에 의해 구성된다.

담론의 주체subjects of a discourse는 담론에 의해 체계적인 방식으로 조작됨으로써 대상으로부터 구성된다. 이 말은 대상은 외적 목표물이며, 주체는 연구 용어에서는 때로 변인variable이라고 불리는 내적 개념이라는 것이다. 주체는 객관적으로 존재하는 실체라고 가정되는 것에 초점을 두는 담론의 사회적, 담론적 과정에 의해 대상으로부터 구성된다.

담론에서 진술의 스타일styles of statements은 의미 있는 진술이 취할 수 있는 형식이다. 이론적 전략들theoretical strategies은 담론적 과정이 일어날 수 있도록 허용되는 형식이다. 진술 스타일과 이론적 전략은 담론의 계보학적 역사와 담론의 가정에 의해, 그리고 담론의 결과인 담론적 실천에 의해 결정된다.

4가지 구성요소들의 다수성과 다양성을 지배하는 규칙성은 다른 방식으로도 역시 서술될 수 있다. 이 구성요소들의 다수성과 다양성은 한 담론에서의 4가지 요소들 각각의 출현, 소멸, 대치, 그리고 공존을 위한 규칙을 지배하는 암묵적 질서에 의해 서술될 수 있다(Mish'alani, 1988, p. 13).

예를 들어, 한 담론에서 그것의 대상으로부터 주체의 형성(출현)을 위한 규칙을 생각해보자. 하나의 담론에서 대상이 주체가 되는 것에 따른 세 가지의 차원들이 있다: 출현의 표면, 한계설정의 권위, 그리고 특이화의 격자. 주체 구성의 규칙은 이 세 가지 차원들이 사용되는 방식을 서술함으로써 명료화된다. 한 담론에서 주체는 증식되는데, 그것은 담론 내에서 무엇이 주체와 대상으로 여겨질 수 있는가, 그것에 대해 어떤 종류의 것들이 신중하게 말해질 수 있는가, 누가 그것에 대해 말할 수 있는가, 그리고 그것들에 대해 말하기 위해 어떤 개념이 사용될 수 있는가에 대한 규칙이 있기 때문이다(Dreyfus & Rabinow, 1983, p. 71).

출현의 표면surface of emergence은 말하자면, 접선적 담론tangential discourse이 그 표면에서 그러한 것으로 발생할 수 있도록 허용하는 함의를 가진 담론체와 접촉한 가장자리로 생각될 수 있다(Foucault, 1975). 담론은 독립적인 양상으로 발생하는 것이 아니라, 다른 사고방식과 관련하여 발생한다. 예를 들어, 의학의 담론은 자연과학과 철학이라 불리는 출현의 표면에서 발생했다. 의학의 진술 스타일은 생물학의 규칙을 따른다. 의학의 이론적 선략은 근본주의적인 경험 · 분석적 과학에 근거하며, 엄격한 연구 프로토콜을 요한다.

한계설정의 권위authority of delimitation는 문제가 되는 담론을 위해 주체의 정체성에 한계를 정하는 또 다른 담론이다. 간호학문에 대한 한계설정의 권위는 의학인데, 이는 의학이 간호학 담론으로 고려될 수 있는 사례를 확인하는 권위이기 때문이다.

특이화의 격자grid of specification는 그 담론 내에 구성된 개념들의 체계적이고 담론적인 배열이다. 특이화의 격자의 예는 한 담론에서의 주체를 위한 분류법이다. 예를 들어, 정신과학에서 특이화 격자의 하나는 DSM-IV이다. 이 예에서, 담론의 대상은 진단에 의해 서술되는 추정적인 신체적, 행위적 상태이다. 담론의 주체는 정신과적 진단이다. 담론의 진단(주체)에 의해 서술된 상태(대상)는 해석되지 않은 근본적 실재에서 어떤 객관적인 방식으로 실제로 존재한다.

특이화의 격자 내에서 각 진단들은 정의에 의해 다른 정의와 구분되고, 분류되며, 상호 관련되고, 그리고 하나의 분류체계에 들어가게 된다. 그래서 진단은 이미 존재하는 표면 혹은 물리적 공간(이 경우 개인적인 인간 육체들 혹은 가족과 같은 육체들의 집단들)에 대해 임상 실무에서 사용되며, 이는 또 실무와 결과의 결정을 돕는 정규화되고 정상화된 방식으로 담론의 담론적 실천에 의해 서술된다. 바람직한 결과와 바람직하지 않은 결과가 명시화되고, 치료가 제안되고 검토되며, 그 분과학문에서 수용 가능한 서술과 관련하여 평가되고, 그리고 담론은 확장된다.

이 예에서 육체는 출현의 표면이며, 그것은 사람들의 개별적 차이, 이탈, 그리고 불평이 그 분과학문의 담론적 실천에 의해 주시되는 맥락을 구성한다. 정신과학에서 이런 개별적 차이에 대한 예들은 가족 역동과 지역사회 상황을 포함한다. 특이화의 격자와 출현의 표면은 법정, 의학, 간호학, 종교기관, 고용주, 가족, 교사와 같이 사례에 대해 한계를 설정하고 확인하는 권위들과 협조하는 정신과학에 의해 조정된다. 한계설정의 권위는 때로 *준거 자원* referral sources으로 불린다.

주체의 출현을 위한 규칙들 가운데 인정된 관계 내에서, 정신과학은 과학적 담론을 사용하여 그것의 구성된 주체를 조작한다manipulate. 과학적 작업은 진단을 만들고, 변형하며, 보존하고, 유도하며, 변경하고, 대치하며, 그리고 삭제하면서 진단의 조작을 위한 증거를 제공한다.

이 하나의 규칙 영역(주체의 출현이나 구성 혹은 형성)에서, 우리는 제도적 구조(클리닉과 병원), 비담론적 실천(의례와 가정), 권력관계(전문가 대 전문가,

전문가 대 환자)에 대한 담론의 상호연관성을 볼 수 있다. 주체의 형성이나 출현을 위한 규칙 외에 주체의 형성에서의 또 다른 규칙성의 영역들은 진술 스타일의 형성을 위한 규칙들과 이론적 전략의 형성을 위한 규칙들이다.

지식과 권력은 한 담론의 작동 영역이 그 분야의 권력과 공존할 정도로 매우 밀접하게 상호 관련된다. 담론은 다른 사회적 실천과 매우 밀접하게 연결되어 있기 때문에, 단일한 하나의 담론 내에 그렇게 많은 모순들과 긴장들이 있을 수 있는 이유를 아는 것은 어렵지 않다.

예를 들면, 정신과학에는 정신과학 담론의 주체에—진단에—관해 의학과 심리학 담론 간의 통약불가능성incommensurability이 있다. 예를 들어, 양극성 장애bipolar disorder의 원인에 대해 서로 다른 종류의 과학적 증거에 근거한 하부 담론들의 경쟁이 그 분과학문 내의 담론과 그것의 권력/지식 체계 내에서 드러난다. 이 경쟁하는 하부 담론들은 담론 분석의 권력 관점에서 확인되며, 그것들의 상대적인 강점과 약점이 논의된다.

한 담론은 다른 담론들과 다른 제도들 그리고 다른 실천들과 서로 연관되어 있기 때문에, 고려대상을 하나의 담론이나 또 다른 어느 하나만으로 완전하게 제한하는 것은 불가능하다. 담론분석가는 의학의 담론을 언급하지 않고 간호학의 담론을 분석할 수 없을 것인데, 이는 이 두 학문 간의 권력관계가 매우 밀접하게 상호 관련되어 있기 때문이다. 나아가 그 분야의 권력관계에 관한 결론을 정당화하기 위해 호소할 수 있는 요체를 결정하기 위해, 논의 중인 담론들의 밖에 있는 타협적 입장으로 철수하는 것은 불가능하다.

한 담론의 담론적 실천은 대상으로부터 주체를 생산한다. 담론의 주체는 원래의 담론적 실천에 의해 차용되고, 명명되고, 가시화된 "공간” 내에서 혹은 “출현의 표면” 위에서 발생한다. 담론은 이 실천들을 구성하고 이것들에 의해 구성되면서, 하나의 특정 공간 내에서 통일된 방식으로 다양한 실천들을 결합한다. 이 과정은 또 한 학문이 다른 학문들, 물리적 공간들, 권력관계들, 이론적 지향들, 이야기, 행위 그리고 사회적 과정들에 둘러싸여 있는 그 자체를 위해 “영역을 타개하는 것”으로 볼 수 있다.

Rawlinson(1987)은 구조적 담론 분석을 위한 Foucault식 접근법에 대해 치밀한 요약을 제공한다. Rawlinson에 따르면, 작용을 하는 담론은 그 담론의 참여자를 위한 사고의 지평으로 개념화될 수 있다 (p. 375). 이 지평을 정체화하는 특성들은 그 담론을 결정하는 개념들, 규칙들, 권위들이다. Rawlinson(1987, p. 377)에 따르면, 담론 분석의 구조적 부분은 세 축들에서 정교화된다. 첫째는 진술 형성을 위한 개념과 규칙 체계 분석을 포함하는 지식의 축axis of knowledge이다. 이 축은 또 진실과 허위를 결정하기 위한 규칙을 포함하고, 흔히 담론의 “방법”이라 불리며, 그것은 그 담론 내에서 진리를 생산할 수 있는 권력을 가지는 것으로 인정된다. 이것은 증거의 규칙과 이야기될 수 있는 것과 이야기될 수 없는 것에 관한 규칙을 포함하는 구조 분석이다. Rawlinson은 이를 담론 내부에 있는 진리의 폐쇄 체계the closed system of truth라 부른다.

두 번째는 권위의 축axis of authority이다. 이 축은 담론 내에서 누가 말할 권리를 가지는가의 결정을 위한 규칙; 담론의 보존, 전파, 그리고 일반적인 유포를 위한 체계; 다른 담론에 대해 그 담론의 상대적 권위를 확립하기 위한 규칙; 그리고 담론 구성원의 재생산과 향상을 위한 교육과 협회의 체계에 대한 분석을 포함한다. 담론 분석가는 진리를 천명할 수 있는 권리가 어떻게 보존되고 행사되며 재생산되는

지를 서술한다. 담론은 이것들을 내적으로 확립한다. 이는 권력/지식의 체계이다.

세 번째 축은 가치 혹은 정당화의 축axis of value or justification이다. 이 축에서 중요한 구조는 규제, 조직화, 정상화 그리고 처벌을 위한 체계들과 권력의 테크놀로지이다. 담론 분석가는 인간 육체에 대한 훈육적 전략 혹은 정상화적 전략의 분산deployment이 어떻게 담론 내에서 정당화되는가를 서술한다. 담론은 독자적으로 설정한 방식에 따라 대상로부터 주체를 서술함으로써 어떤 것(담론의 주체)을 구성할 뿐만 아니라, 담론은 권력 관점에서 보았을 때 무언가를 생산한다. 담론은 이상적인 것, 표준적인 것, 정규적인 것, 정상적인 것을 그것의 작용을 통해 생산하면서, 그것의 주체를 일반화한다. 다음에 담론은 스스로를 문명의 진보와 인류의 개선에 참여하는 것으로 생각하도록 교육받은, 적절하게 훈련된 사회적 요원들을 이용하여, 그것이 서술한 정상의 범위를 유지하기 위한 권력과 통제를 통해 치안 역할을 한다. Rawlinson은 이것을 가치의 폐쇄 체계the closed system of value라고 부르는데, 이는 필연적으로 정치적이다.

정신과학의 예로 돌아가 보면, 이 담론은 심리학적 행위의 정상범위를 정하고, 정상과 비정상 사이의 구분선을 결정한다. 정신과학의 치안적이고 규범적인 사회적 기능은 행위를 정상 혹은 비정상으로 분류할 수 있는 권력에서 생기며, 진단 행위에 중요성을 부여하는 사회적 관습에 의해 지지된다. 정신과학의 경우, 이러한 결과는 비자발적 투약이나 감금을 포함할 것이다. Rawlinson은 이 각각의 축에 대한 분석에서 중요한 것에 근거하여 형식화된 질문들을 제시한다.

담론 분석의 구조 부분은 그래서 다음과 같은 질문들에 답하는 것이다:

지식의 축에 대해: 담론의 대상과 주체는 무엇인가? 어떤 과정이 담론의 주체와 대상을 구별하는가? 이 담론을 지배하는 것은 무엇인가? 어떤 규칙성이 식별될 수 있는가? 어떤 과정이 이 담론의 물리적 공간과 의미, 그리고 가정된 진리를 생산하는가? 담론은 결과적인 주체에 대해 무엇을 하는가? 어떤 특이화의 격자가 있는가? 대상으로부터 주체를 형성하는 규칙들 가운데 어디에서, 어떤 개인적 차이와 이탈, 그리고 불평이 출현하는가? 이 주체들이 이미 존재하는 표면이나 구성된 공간 혹은 신체에 대해 사용될 수 있다는 것은 어떻게 특이화되는가? 어떤 한계설정의 권위가 존재하는가? 어변 질서가 담론의 주체들, 대상들, 개념들, 진술의 스타일들, 그리고 이론적 전략들의 출현과 소멸, 대치와 공존을 지배하는가? 담론에서 증거의 규칙은 무엇인가? 어떤 질서가 담론의 주체들, 대상들, 개념들, 진술의 스타일들, 그리고 이론적 전략들의 다수성과 다양성을 지배하는가?

권위의 축에 대해: 권위의 축에 대한 분석에서는 담론이 인간 경험의 일부 영역에서 진리를 천명할 수 있는 사회적으로 구성된 권리를 어떻게 보존하는지를, 그리고 담론이 그것의 사회적 위치 내에서 어떻게 전파되는지를 묻는다. 누구에게는 말할 수 있도록 허용하고, 누구에게는 허용하지 않도록 하기 위한 규칙은 무엇인가? 담론은 어떻게 보존되고, 전달되고, 배포되는가? 담론 구성원의 교육과 협회 그리고 향상을 위해 어떤 체계가 허용되는가? 진리를 천명할 수 있는 권리는 어떻게 보존되는가? 이 담론 내에서 어떤 말하기의 위치가 사람들에게 이용 가능한가? 어떤 말하기의 위치는 허용되지 않는가?

가치 혹은 정당화의 축에 대해: 가치 혹은 정당화의 축에 대한 분석에서는 담론이 그것의 목적을 위해 구성한 권력의 테크놀로지를 어떻게 정당화하는지, 그리고 진리를 천명하는데 있어 그것의 지배에 도전하는 다른 담론에 대한 억압을 어떻게 정당화하는지를 묻는다. 권력/지식의 테크놀로지는 담론에 의해 어떻게 정당화되는가? 참여자의 처벌은 어떻게 정당화되는가? 경쟁하는 담론에 대한 억압은 어떻게 정당화되는가? 진리 천명자로서의 위치를 위해 담론에 의해 제공된 정당화는 무엇인가?

이 질문들에 대한 답변들이 구조 분석을 생산한다. 그 답변들은 담론의 계보학에, 그리고 담론의 실천과 지속적 존재에 대한 암묵적이거나 명시적인 결과적 규칙들에 관하여 담론의 현재적 기능을 서술한다. 담론의 상황에 따라 다른 질문들이 제기되고 대답될 수 있다.

권력 분석

처음 두 부분인 계보학과 구조적 담론분석을 수행했으면, 담론에 의해 지지되는 권력관계가 개인들이나 집단들을 위해 지배 상황을 영속시키거나 확장시킬 수 있는 잠재력을 분석한다. 담론 안에서의 대안적이고 잠재적인 말하기 위치들speaking positions은 담론의 지배 효과에 대한 저항의 실천을 야기하는 것이 가능한 주체성subjectivities의 구성 방식으로 확인된다. 이 잠재적인 말하기 위치는 지배적인 의미 형성 활동을 지지하지 않는 말하기와 행동하기의 방식들을 제공한다.

권력 분석power analysis(권력 분석학power analytic이라고도 부른다)을 수행하는 과정은 권력관계를 밝혀주는 의미와 모순, 그리고 불일치의 담론적 패턴(Weedon, 1987)을 식별할 수 있는 관점을 가지고 담론을 면밀하게 읽는 것을 포함한다. 분석에서는 사람들이 그들의 주체적 존재를 구성하고, 그들의 사회적 삶에 대한 이해를 구축하기 위해 사용하는 언어 과정과 사회적 실천을 확인한다. 이 과정들은 담론이 현재 존재하는 바의 권력의 분배를 재생산하거나 혹은 이에 도전한다(p. 467).

권력 분석은 흔히 자연스러운 것으로 가정되는 정체성과 제도적 질서의 사회적 생산을 설명한다; 이것은 행위를 억압하는 본질주의적 정체성으로부터 개인들을 자유롭게 하고자 한다; 이것은 경험을 서술하기위해 가려져있는 대안적 언어를 드러내려고 투쟁하며, 사회적인 정체성 확인과 행위에 대한 새로운 가능성을 연다(Seidman, 1992). 포스트모더니즘의 영향을 받은 권력 분석은 사회적 권력이 어떻게 구성되고, 순환되고, 소멸되는지를 보여준다(Seidel, 1993, p. 175).

Foucault는 다른 것들에 대한 지배 혹은 저항 상황의 바람직성에 관해 주장하지 않는다. 그러나 담론분석에 대한 다른 견해들에서는 말하기 위치와 실천의 바람직성이 확인될 수 있다. 특정한 저항의 실천은 공개적으로 옹호될 수 있다. 담론분석에 대한 페미니스트의 관점은 새로운 선택항목, 새로운 말하기 위치를 생성하고, 이것들이 다음에는 새로운 한계와 새로운 가능성을 가진 새로운 주체성 혹은 새로운 이데올로기를 형성할 가능성과 바람직성을 인정하는 것이다(McIntosh, 1988). 다른 저자들은 담론 분석가가 다른 것에 대한 어느 하나의 선호를 옹호하지 않으면서도 새로운 선택과 말하기의 위치를 인정할 수 있을 것이라고 주장한다(Traynor, 1997).

그러나 저항을 명명하고 서술하는 것은 해방이란 목적에 근거하여 담론 자체의 흡수와 통제의 과정을 촉발할 수 있다. 권력 분석에서 행해지는 것과 같은 검토를 하는 동안, 페미니스트적인 과정 변인들은 특정한 경우의 지배에 대한 권력 분석에서 권력과 저항의 위치를 확인하는 것에 결정적인 중요성을 부여한다. 페미니스트 관점에서의 권력 분석은 억압에 대한 초점, 권력이 없는 집단이 권력관계 내에서 억압되는 방식, 저항의 가능성들, 그리고 주변화된 목소리가 지배적 담론에 도전하기 위해 시도하는 방식을 포함한다. 반근본주의적 관점을 사용하여, 담론분석은 사람들이 무엇이 "진짜로" 일어나고 있는지를 아는 것이 가능하다거나 혹은 심지어 바람직스럽기까지 하다고 가정해야만 한다고 보지는 않으나, 일어나고 있는 것에 대해 사람들이 기만당할 수 있다는 것을 가정한다. 담론은 다양한 관점에 대한 존중 여부와 담론에 의해 언급되는 사람들의 목소리가 포함되는지에 대해 분석될 수 있다. 이 담론에서 누구의 목소리에 특권이 주어지는가?

권력 분석은 주어진 시점의 주어진 상황에서 사람들에게 이용 가능한 몇 가지 담론들에 대해 확인하는 것을 포함할 것이다(Gavey, 1989). 이런 유형의 분석은 현존하는 권력관계를 재생산하거나 혹은 이에 도전하는 것으로 작용하는 대안적인 말하기 위치를 담론이 어떻게 제공하고 있는지(Gavey, 1989)를 보여줄 것이다. 이런 대안적인 말하기 위치의 일부는 *주변화된 담론* marginalized discourse이라고 명명될 수 있다. 주변화된 담론은 저항적 담론이나 저항적 실천을 포함하는 (혹은 이에 영향을 받는) 비지배적인 담론들이다. 주변화된 담론은 더 권력적인 담론에 의해 검열될 때, 지배담론으로 흡수될 가능성이 있다. 때로 주변화된 담론은 많이 변경되지 않고도 흡수되며, 이런 경우 그것은 *편입된 것* incorporated이라고 이야기될 수 있다. 한편, 주변화된 담론은 흡수됨으로써 광범위하게 변경될 수 있으며, 그것은 사람들에게 이용 가능한 대안적 주체의 위치로서는 철저하게 불모화된다.

권력 분석은 개인들이 권력관계를 인식할 수 있는 가능성과 그들의 선택이 그들 자신의 신념에 의해 제한되는 방식을 인정한다. 덧붙여서, 저항 활동을 할 수 있는 사람들의 능력과 흡수의 가능성 역시 인정한다. 체계적인 제한이 그들을 지배적인 것으로 혹은 주변적인 것으로 신분을 확인하는지 혹은 그렇지 않은지를 밝혀낼 수 있다. 담론분석 그 자체의 정치적이고 권력적인 효과는 무시될 수 없다.

담론분석의 권력 분석 부분에서, 다음의 질문들이 행해진다: 누구의 이해관계에서 이 담론이 지속되는가? 이 담론에 의해 누구의 자율성과 책임이 강화되는가? 누구의 자율성과 책임은 감소되는가? 어떤 지배가 성립되고, 영속화되고, 혹은 제거되는가? 담론 내에 어떤 저항의 하부담론이 존재하는가? 저항 담론의 체계적 흡수를 위해 어떤 기전이 일어나는가? 누구의 목소리가 들리고 있는가? 누구의 목소리가 빠졌는가? 사람들은 말하기에 대해 압박감을 느끼는가? 모든 목소리가 동등하게 고무되는가? 이 담론과 다른 담론 사이에 어떤 권력 관계가 존재하는가?

이 질문들에 대한 답이 담론분석에서 권력 분석을 형성한다. 어떤 상황적 맥락에서 관련된 개인들을 위해, 사회적 권력망 내에 담론을 배치하는 것은 통찰력을 줄 수 있고, 작용하고 있는 담론들에 대해 사람들에게 새롭게 사고할 수 있고 이야기할 수 있는 방법을 제공할 수 있다.

엄밀성과 학문성의 평가

담론분석에는 방법론적 차이가 존재한다. A's를 제대로 인쇄체로 쓰고 있지 않다는 말을 듣고서, "응, 그건 내가 A's를 쓰는 방식이야"라고 말하자, "네가 쓴 것을 읽는 사람이 너뿐이라면 괜찮아"라는 답을 들은 어린 아이를 생각해 보자. 개인적 스타일에서의 변동은 다른 사람들에게 이해 가능한 것일지라도, 어떤 분석이 다른 사람들에 의한 검열을 견디어 내기 위해서는 사회적 의미와 논리에 대한 현재의 기준을 지킬 것이 요구된다. A's를 인쇄체로 제대로 쓸 수 없다면, 모든 사람들이 P's로 읽을 것으로 예상된다. 담론 분석가가 한 담론에서 남성 이민자들이 그 담론에 참여하는 것이 체계적으로 배제되었다는 것을 읽고 또 읽지 않았다면, 끝에서 "남성 이민자들이 노무자들의 대부분을 구성한다"고 주장하지 않을 것이다. 하나의 담론분석에서, 완벽하고 정직하며 일관되고 체계적인 것과, 그리고 추론을 끌어내고 주장을 하며 적절한 자료를 이용하여 해석을 지지하기 위해 현재 인정되는 절차를 사용하는 것은 그것들이 적절하게 논의될 수 있는 위치에 있는 것만큼 중요하다. 서구 그리스 방식에 근거한 논리와 논법의 기준이 모든 문화에서 언제나 보편적으로 적용 가능하다는 것에 대해 어떤 가정도 하지 않지만, 이 같은 특성을 가진 작업에 대해 일반적인 청중들은 그러한 근거에서 의미를 구성한다. 권위와 표현의 위기에 대한 더 이상의 논의를 위해서는 Denzin(1997)을 보라.

다음에는 이와 같은 질문이 나올 수 있을 것이다: "이 분석방법과 역사연구나 개념연구 혹은 조사보고서나 대중소설 간에는 어떤 차이가 있는가?" 분명히 겹쳐지는 부분이 있다. 그러나 중요한 대답은 권력에 대해서는 실제적으로 초점을 두지만, 이론과 사건 그리고 위대한 사람들의 행동에 대해서는 초점을 두지 않는다는 것이다. 역사적 설명이 "무엇이 일어났는가"라는 질문에 답하는 것이라면, 담론분석은 "어떤 권력관계가 이 담론의 역사적, 현재적 작용에 연루되는가"에 대해 답한다.

예를 들어, 피아노 제작의 역사는 최초의 피아노 제작, 그 전임자와 계승자, 위대한 피아노 제작자의 삶, 피아노 제작의 정교화와 진화 등등을 상세하게 설명할 것이다. 피아노 제작의 담론분석은 시선에 의해 조명된 대상 대신에 시선에 초점을 둘 것이다. 피아노 제작의 담론은 어떤 종류의 나무나 어떤 종류의 현 등등의 이용 가능성과 같은 피아노 제작을 위한 가능성의 조건을 상세하게 설명할 것이다. 그것은 청중 규모의 영향과 피아노와 비교한 이전 현악기의 청취 가능성을 논의할 것이다. 그것은 최초의 피아노를 만든 집단의 구성을 논의하고, 다음과 같은 질문을 할 것이다: 어떻게 해서 이 사람들은 피아노를 만들었고 다른 사람들 아니었는가? 누구의 이해관계에서 피아노가 제작되었나? 피아노 제작의 지식은 어떻게 전수되었는가? 치터나 하프를 제작하는 것과 비교하여, 피아노의 제작 경비를 정당화하는 것은 무엇인가?

제한점

담론분석의 제한점은 그것이 근거한 방법론에서 생긴다. 담론분석에서 행해진 주장들에 대해 어떤 절대적 진리성도 주장하지 않기 때문에, 같은 담론에 대해 다른 경쟁하는 주장이 가능하다는 것이 제한점 중 하나이다. 이것은 같은 제한점이 다른 탐구 방법에도 마찬가지로 적용된다는 것을 고려해보기 전까지는 심각한 제한점처럼 보인다. 예를 들어, 정신분열증의 유전적 원인에 대한 어떤 과학적 연구에 대해서도 그 증거들을 반박하고, 정신분열증의 바이러스 원인에 대해 경쟁적인 증거를 제시하는 똑같이 잘 수행된 연구가 나올 수 있을 것이다. 캐나다 농촌 여성의 영아 모유 수유에 대한 사회학적 분석은 그 나라의 같은 지역에서 연구한 또 다른 연구팀에 의해 반박될 수 있다.

저온 핵융합에 대한 한 논문은 다른 논문에 의해 반박될 수 있다. 한 역사소설은 다른 역사소설에 의해 비판된다. 요점은 사회적 규칙을 따르는 학술적 학문분과의 구성원들에 의한 지속적인 출판과 분석 그리고 비판의 진전이 있다는 것이다. 어쩌면 50년 내에 담론분석을 수행할 수 있는 규칙을 지배하는 암묵적이거나 명시적인 규정성을 서술하는 담론분석의 담론에 대한 담론분석이 나올 수도 있을 것이다.

일반화 가능성

하나의 담론 분석 결과는 다른 상황이나 다른 담론 혹은 다른 사람들에게 일반화하는 것이 가능하지 않다. 만약 한 분석가가 컴퓨터 소프트웨어 작가의 담론에 대해 강하게 홍미를 돋우는 담론분석을 읽는다면, 그리고 같은 것이 컴퓨터 하드웨어 디자이너에 관해서도 말해질 수 있을 것인가를 알고 싶다면, 다음에 그는 그것을 규명하기 위해 담론분석을 해야 할 것이다(혹은 대학원 학생에게 프로젝트를 배정해야 할 것이다).

결과, 효과 그리고 내구성

담론분석가는 억압을 감소시키고, 대안적인 말하기 위치를 제공하기 위해, 언제나 그 작업이 독자의 의식을 고양하고, 담론 내의 사람들의 작업을 고무할 것을 희망한다. 분석 자체가 의도되지 않은 결과를 낳게 되거나, 저항 담론의 흡수를 초래하거나, 혹은 그 작업을 이해하고 그것으로부터 이익을 얻을 수 있는 사람들에게 닿지 않을 수도 있다.

청중이란 개념이 다른 연구자들에게 중요해야 하는 것처럼, 담론분석가에게도 매우 중요하다. 아무도 듣지 않는다면 담론분석의 해방적 잠재력은 어디에 있겠는가? 담론분석에 대한 출판물은 통상적으로 분석가가 참여하는 담론의 구성원들에게는 닿을 것이고, 담론에서 분석되고 있는 사람들에게는 그렇지 않을 것이다. 담론분석가가 "이 담론이 작동함으로써 누구의 이해관계에 기여하는가"라고 물을 때, 그는 "이 담론분석을 읽는 것은 누구의 이해관계에 기여하는가"라고도 물어야 하지 않겠는가. 사회적 행위는 담론에 의해 고무되고, 마찬가지로 담론분석에 의해서도 고무되어야만 한다. 그 목적을 위해 담론분석가는 다른 연구 전통의 구성원들보다 연구결과의 배포를 위해 더 많이 노력해야 한다.

페미니스트 연구자들은 종종 출판 전에 연구대상자나 정보제공자들에게 드래프트를 제시하거나 발표를 한다. 이것은 연구자가 타당한 해석을 했는지를 참여자들에게 묻기 위해 행해진다. 서로 상충하는 피드백이 있었다면, 마지막 판에서는 그 갈등을 반영한다. 대법원도 "소수 의견"을 허용한다는 것을 기억하라. 집단적 연구group study는 종종 독자들에게 매우 계몽적일 수 있는 다른 해석을 낳는다(Cheek & Gibson, 1996을 보라).

출판은 전문적인 문헌을 포함하여야 하지만, 그 분석으로부터 이익을 얻을 수 있는 사람들에 도달할 수 있는 배포 방법도 포함해야 한다. 이를 위해 독자들에게 쉽게 이해될 수 있는 스타일로 개정하는 것이 필요할 것이다. 「개인 운동 트레이너에 대한 담론분석A Discourse Analysis of Personal Athletic Trainer」이라는 제목의 학술논문은 가상적인 잡지인 〈*스포츠 의학지*Journal of Sports Medicine〉을 위해서는 좋을 것이지만, 〈*여성시대*Woman's Day〉라는 잡지에는 「왜 개인 운동 트레이너는 그런 방식으로 이야기하는가?Why do Personal Athletic Trainers Talk the Way They Do?」라는 기사가 더 적절할 것이다.

담론분석 결과의 내구성과 지속가능성은 몇 가지 고려사항들에 의해 영향을 받는다. 담론분석은 절대적 진리를 드러내는 것이 목적이 아니다. 상황은 변하고, 담론도 변하며, 권력관계는 이동하고, 다른 담론분석이 출판된다. 같은 담론에 대해 또 다른 담론분석이 제시될 수 있을 것이다. 오늘날에 행해지는 것과 같은 분석이 20년 내에 아시아계 미국인 유치원 교사들의 담론에 적용될 것이라고 생각하는 것은 슬픈 일이다. 만약 그렇다면, 그것은 똑같은 지배와 저항의 담론이 간파되지 않고 작동되며, 개념들은 문제시되지 않고, 이슈는 논의되지 않으며, 새로운 목소리는 들리지 않는다는 것을 나타낼 것이다. 담론분석은 다시 씌어지기 위해 씌어진다.

참고 문헌

Cheek, J. & Gibson, T. (1996). The discursive construction of the role of the nurse in medication administration: An exploration of the literature. *Nursing Inquiry, 3*(2), 83-90.

Denzin, N. K. (1997). *Interpretive ethnography: Ethnographic practices for the 21st century.* Thousand Oaks, CA: Sage.

Denzin, N. K. & Lincoln, Y. S. (2000). *Handbook of qualitative research* (2nd ed.). Thousand Oaks, CA: Sage.

Dreyfus, H. (1987). Foucault's critique of psychiatric medicine. *Journal of Medicine and Philosophy, 12*(4), 311-333.

Dreyfus, H. & Rabinow, P. (1983). *Michel Foucault: Beyond structuralism and hermeneutics* (2nd ed.). Chicago: University of Chicago Press.

Foss, S. K. & Gill, A. (1987). Michel Foucault's theory of rhetoric as epistemic. *Western Journal of Speech Communication, 51*, 384-401.

Foucault, M. (1975). *The birth of the clinic* (A. M. Sheridan-Smith, Trans.). New York: Vintage/Random House.

Foucault, M. (1977). *Knowledge, counter-memory and practice: Selected essays and interview.* In D. F. Bouchard (ed.). Ithaca, NY: Cornell Press.

Foucault, M. (1979). *Discipline and punish: The birth of the prison* (A. Sheridan, Trans.). New York: Vintage/Random House.

Gavey, N. (1989). Feminist poststructuralism and discourse analysis. *Psychology of Women Quarterly, 13*, 459-475.

Kusch, M. (1991). *Foucault's strata and fields: An investigation into archeological and genealogical science studies.* Dordrecht, The Netherlands: Kluwer Academic Publishers.

McIntosh, P. (1988). *White privilege and male privilege: A personal account of coming to see correspondence through work in women's studies* (Working Paper No. 189). Wellesley, MA: Wellesley College.

Mish'alani, J. K. (1988). *Michel Foucault and Philosophy: An overview.* Unpublished paper. University of Washington, Seattle.

Rawlinson, M. (1987). Foucault's strategy: Knowledge, power, and the specificity of truth. *Journal of Medicine and Philosophy*, *12*(4), 37 2-395.

Seidel, G. (1993). The competing discourses of HIV/AIDS in sub-Saharan Africa: Discourses of rights and empowerment vs. discourses of control and exclusion. *Social Science and Medicine*, *36*(3), 175-194.

Seidman, S. (1992). Postmodern social theory as narrative with a moral intent. In S. Seidman & D. Wagner (Eds.), *Postmodernism and social theory.* Cambridge, MA: Blackwell.

Traynor, M. (1997). Postmodern research: No grounding or privilege, just free-floating trouble making. *Nursing Inquiry*, *4*(2), 99-107.

Weedon, C. (1987). *Feminist practice and post-structuralist theory.* Oxford: Blackwell.

4

간호진단의 담론분석

서론

이 장에서는 간호학에서의 담론분석을 예시한다. 3장에서 서술한 방법에 따라 미국의 간호학 문헌과 간호학적 실천에서 "간호진단"에 대한 담론을 분석한다. 분석은 서론, 계보학과 구조 분석, 그리고 권력 분석을 포함한다.

한 환자에 대해 간호사가 의학진단과는 다른 "간호진단"을 부여한다는 논쟁적 사고는 미국 간호학 문헌에서 1950년대에 처음 나타났고, 1990년대 초까지 점점 더 널리 퍼지게 되었다. 미국에서 국민건강관리개혁이 실패하고, 메니지드 캐어managed care가 생긴 이후, 간호진단 개념의 사용은 감소되었다. 간호진단은 미국간호협회American Nursing Association(ANA)의 실무표준서Standards of Practice document에 등장했고, 또 미국의 병원신임 합동위원회의 요구사항Joint Commission accreditation requirements for hospitals에도 나타났다가, 그 후 다시 사라졌다. 덧붙여서, 북미간호진단협회North American Nursing Diagnosis Association(NANDA)는 전국적인 콘퍼런스를 개최하였으며, 〈*간호진단*Nursing Diagnosis〉이라는 잡지가 간호진단과 관련 주제의 연구를 위해 이용 가능하게 되었다.

어떤 학문에서도 우세한 담론의 경험적 진리 주장은 더 추상적인 차원에 있는 것들보다 더 자주 분석을 받게 된다. 윤리나 이데올로기, 그리고 권력과 관련된 메타-이슈는 분과학문 내의 문헌에서 흔히 덜 주목받는다. 간호진단의 담론은 거의 비판받지 않았으며, 어떤 체계적인 분석도 받지 않았다.

담론분석이 과학적 탐구에 대한 경험·분석적 전통의 근본주의적 가정에 반대되는 입장과 일치한다는 의미에서 이 연구의 방법론은 반근본주의적이다. 이 방법론은 사회과학을 위해 경험적 사실들이 가치중립적인 근본이라는 가정을 거부하기 때문에 포스트모던이라 할 수 있다. 이 담론분석은 담론이 인종과 계급 그리고 젠더와 같은 사회적으로 정해진 범주에 관해 체계적인 효과를 보여주는가를 묻기 때문에 페미니즘이다.

분석은 세 부분으로 제시될 것이다: 계보학, 구조 분석, 그리고 권력 분석. 이 세 부분들은 서로 밀접하게 관련되고 겹쳐지지만, 개념적 명료성을 위하여 각각 제시된다.

계보학

계보학은 담론 발달에 대한 중요한 영향력들을 검토한다. 이 계보학을 위한 텍스트는 1973년의 제1회 전국 콘퍼런스까지 거슬러 올라가 간호진단에 대해 출판된 모든 논문들, 책들, 기사들, 논평들로 구성되었다. 간호진단의 계보학은 몇 가지 영향력 있는 지식체를 드러냈다. 간호진단이 근거한 모델 혹은 담론은 의학과 근본주의과학 그리고 전문가주의로 확인되었다.

*전문직*profession의 정의는;

> 한 노동 분야에서 지배적 위치를 가지는 직업이다. 그래서 그것은 그 자체의 작업 내용을 결정하는 데 통제권을 가진다. … 그것이 다루는 실재의 본질에 대해, 바로 그것이 가장 신뢰할 수 있는 권위임을 주장한다. … [그것은] 일반인에 의해 경험된 것으로서의 문제에 대한 정의와 형태를 변화시킨다. 일반인의 문제는 관리됨으로써 재-창조된다. 하나의 새로운 사회적 실재가 … 사회에서의 전문직의 자율적 위치에 의해 … 창조된다. (Friedson, 1970, p. xvii)

영어에서 의학과 관련된 *진단*diagnosis이라는 개념의 기원과 발달은 간호진단의 계보학에서 중요한 고려사항이다. 정의와 재정의는 항상 사회의 권력에 관련된 이동을 가져온다(Allen, 1986). 간호진단의 담론을 위해 진단이라는 용어를 선택한 효과는 만연해 있다. 이 단어를 선택함으로써 당연하게 수반된 하부담론들과 모델들은 간호진단 담론의 구조와 기능을 특징짓는다. 그래서 의학에서 진단이란 용어의 발달을 검토하는 것은 교훈적이다.

의학적 실천에서 진단이란 관념의 두 가지 개념적 측면들은 간호진단의 담론에서도 역시 확인할 수 있다. 이 두 측면들에 대한 서술은 간호진단이 의학진단을 모방한 것을 강조한다. 결과적인 긴장을 다루는데 있어서, 간호진단 담론이 간호학 자체의 실무를 희생시키고, 꼭 같은 권력 불평등을 영속화시킨다는 것을 보여줄 것이다.

옥스퍼드 영어사전(1989)에서는 *진단*을 다음과 같이 정의한다:

그리스어. 명사. 그리스어에서 "구분하기 위한 혹은 식별하기 위한" "행동의"를 의미. 이는 서로 다른 두 개의 그리스말에서 나왔는데, 하나는 "철저하게 조각조각으로", 다른 하나는 "알기 혹은 지각하기를 배우다"를 의미한다. 1. 의학에서 이것은 질환 상태의 본질을 결정하는 것; 질환의 징후와 병력에 대한 세심한 조사를 통해 질환을 확인하는 것이다. 2. 조사에 따른 소견.

진단은 정말로 알 수 있는 실재에 존재하는 변하지 않는 실체가 아니라, 역동적인 사회적, 역사적 구성물이다(Bynum & Nutton, 1981). 사전의 정의에서 진단한다는 것이 건강과 불건강의 상태 중에서 결정하는 것이 아니라, 불건강한 상태의 명칭을 식별하는 것을 포함한다는 것을 주목하는 것이 중요하다. 진단 행위의 목적은 그 사람이 건강한가 혹은 건강하지 않은가를 식별하는 것이 아니라, 그 사람이 경험하는 불건강이 어떤 종류인지를 식별하는 것이다. 그래서 진단행위는 명명하기naming라는 사회적으로 영향력 있는 권력이다.

고대 그리스에는 진단과 치료에 관한 두 가지 학파가 있었다. 그 중 하나에서는 환자의 예후를 식별하는 것이 현상을 명명하는 것보다 더 중요했다. 질환에 이름을 붙이고 분류하는 것을 임상적 과제가 아니라 철학적 사업으로 생각하였다. 이 의사들은 징후에 따라 치료법을 처방했으며, 다른 의사들이 "종류를 늘이고, 부수적인 세세한 것에 본질적인 중요성을 부여한다"고 비판했다(Galdston, 1981, p. 55).

다른 학파는 증상과 징후에서의 개별적인 세세한 변동에 따라 구체적으로 명명된 질환으로 분류하는 것에 집중하였으며, 각각의 변동은 또 다른 종류의 질환을 낳았다. 이 의사들은 그래서 명명되고 분류된 질환 실체에 따라 처방을 내렸으며, 전자 집단의 의사들이 일반적인 지식을 진보시키는 것보다 개별적인 임상적 상황에 더 관심을 가진다고 비난했다.

진단에 대한 이런 두 가지의 지향은 오늘날까지 의학 연구에서 다양한 분파들에 지속적으로 영향을 주었다(Galdston, 1981). Galdston은 두 관점들 간의 차이를 다음과 같이 강조했다:

> 질환을 하나의 별개적인 실체로 진단하는 것은 더 원시적인 기능이다. 그것은 중등도의 정신적 훈련만을 요한다. 그것은 종종 무생물적인 도구를 사용하여 수행될 수 있다. 그것은 효과적인 치료법을 위해서는 편협하고 전혀 안정적이지 않은 근거만을 제공한다. … 한 특정한 개인에게 영향을 미치는 임상적 문제에 대한 정의로 수행되는 진단이 건강 유지에 도움이 되도록 해결되는 것은 훨씬 더 상위의, 더 고난도의 기능에 의해서이다. (Galdston, 1981, p. 56)

진단에 대한 이 두 가지 접근법은 2천 년이 넘도록 의학을 특징지었으며, 또 일반적으로는 간호학에, 특정하게는 간호진단의 담론에 심오한 영향을 미쳤다. 의학에서 그 관념과 연관되어 문제가 되는 이슈를 인정하지 않고 *진단*이라는 용어를 선택함으로써, 의학진단에 대한 두 가지 접근법 간의 긴장이 간호진단의 담론에서도 재-창조되어 왔다.

이러한 재-창조의 의도하지 않은 한 가지 중요한 결과는 그 가정들이 의학진단의 담론을 특징짓는 것과 같은 방식으로 간호진단의 담론을 지속적으로 특징짓는다는 것이다. 이 말은 진단에 대한 두 가지 접근법 간의 긴장이 의학과 간호학의 진단 개념의 근거를 이루는 다음의 가정들이 작동되는 것을 모호하게 한다는 것이다: 1) 진단된 실체는 그것에 대한 우리의 이해와 별개로 객관적으로 존재한다. 그리고 2) 실체의 본질은 객관적인 세계에 있는 사람들에게 존재하기 때문에, 실체에 부여된 이름은 어느 정도 그 실체의 본질을 포착한다. 일반적 지식을 더 하는 것(과학)과 개별적 임상적 상황을 치료하는 것(실무)이라는 반대되는 목표들 간의 긴장을 주목하는 것은 학문을 하는 간호사와 실무를 하는 간호사간의, 그리고 간호와 건강관리체계간의 권력관계를 조명하는데 도움이 될 것이다.

이제 미국에서 간호진단이란 개념이 언급되고 있던 시기인 1950년대 간호학의 사회적 상황을 생각해보자. 이것은 중요한데, 왜냐하면 이것이 간호학의 목표를 위한 모델로 이용 가능한 선택의 범위를 조명하기 때문이다. 당시에는 상급 학위를 가진 간호사가 매우 소수였고, 그 학위들은 교육학이나 사회학과 같이 다른 학문들에서 받은 것이 더 많았다. 미국 문화에서 의학은 탁월한 전문직의 모델이었다. 비판이론과 현상학과 같은 담론들은 주변화되었음에도 불구하고, 경험·분석적 전통은 일반적으로 이용 가능한 과학의 유일한 모델이었다.

2차대전 후 미국에서는 군대에서 돌아온 간호사들이 의사들과 협조함에 있어 의학적 진단의 처리에 향상된 기술을 가지고 있었다. 평시의 실무로 돌아오자, 간호사들은 다시 시작된 의사들의 지배에, 그리고 일터로 돌아온 남성 병사들에게 일자리를 만들어주기 위해 원래 지위인 전통적으로 정의되어온 여성의 역할로 돌아가라는 사회적 압력에 직면했다.

결과적으로, 간호사들은 자신들의 독특한 지위와 가치를 재정의해야 할 압박감이 증대됨을 느꼈다. 이 목표는 1900년 이후 다양한 형태로 표명되어왔으나(Turkoski, 1992), 2차대전 후에는 그 추동력이 증대되었고, 많은 간호사들이 학교로 돌아갔다. 의학과 과학의 담론들은 간호학에서 (그리고 다른 어떤 것에서도) 1950년대의 전후 현대 사회에서 가치와 권력, 그리고 지위를 서술하기 위해 사용될 수 있는, 이용 가능한 바람직한 담론들을 구성했다. 이 담론들을 모델로 사용하고, 전문직 지위를 목표로 삼아, 간호진단이 구성되었다.

McManus(1951)와 Fry(1953)는 간호학 문헌에서 *간호진단*이란 분과학문 특이적인 용어를 옹호하였으며, 심리학에서 나온 인간 욕구 모델에 근거하여 간호실무를 인도할 수 있도록 간호계획care plan을 적용할 것을 제안하였다. 1956년 Hornung(p. 29)은 직업적인 건강 간호사는 진단을 내리는데 참여할 수 있는 의사가 없을 때, 그가 "간호진단"이라고 부른 의학진단을 내릴 것을 자주 요구받는다고 주장하였다.

1960년대에는 매우 소수의 간호진단 논문만이 출판되었으며, 다른 정의들이 사용되었다(Edel, 1982에서 요약을 보라). 1960년대에는 *문제*problem와 *욕구*need라는 용어들이 진단이라는 용어보다 더 널리 쓰였으며, 이 세 용어는 모두 간호의 "독립적인" 기능을 일컫는 것이었고, 이것들을 사용하는 것이 "우리의 어휘로부터 사라져야 할 환자의 상태에 대해 모호한 서술"(Hornung, 1956, p. 30)을 유발할 것이라고 느껴졌다.

1950년대 후반과 1960년대 초기에는 *과학*science이라는 용어가 간호에 적용되었고, 이는 간호진단의 담론에 중요한 영향을 주었다. 간호학 문헌에서 *간호과학*nursing science이란 용어가 초기에 사용된 예는 1963년에 출판된 Martha Rogers의 가장 초기 작업에서 발견된다. 그는 간호학이 독창적인 지식체를 구성해야 하며, 이 지식체를 적용함으로써 간호실무를 구성해야 한다고 주장했다. Abdellah(1969) 역시 간호를 하나의 과학으로 불렀으며, 진단을 내릴 수 있는 능력이 어떤 과학의 발달에서도 기본적인 것이라고 주장했다. Jacox(1974)는 어떤 과학에서도 개념 분류가 이론 개발의 첫 단계 중 하나라고 서술하였다.

McFarland와 MaFarlane(1993)은 간호진단 담론의 발달에서 이 10년간의 중요성을 강조하며, 한 의사가 1967년 〈*미국의학협회지* Journal of the American Medical Association〉에 실은 논문에서는 진단이 의학에 특이적인 용어가 아니라 일반적인 것으로 정의된다는 점을 지적한다. 이 논문(King, 1967)에서는 진단을 내리기 위해 제시되어야 하는 기준들 혹은 요소들을 다음과 같이 정의한다:

1. 진단을 위한 준거를 제공하는, 선행하는 일련의 범주들 혹은 분류들이 있어야만 한다.
2. 진단되는 특정한 실체가 있어야 한다.
3. 사정된 현상이나 반응이 특정한 범주 혹은 분류에 속한다는 신중한 판단이 있어야만 한다.

McFarland와 MaFarlane(1993)은 이 논문이 NANDA의 첫 번째 콘퍼런스를 위한 추동력이었다는 것을 암시하였다. Douglas와 Murphy(1990, p. 17)는 1974년 〈*사이언스* Science〉에 실린 Sokal의 과학적 분류 개념에 관한 또 다른 논문이 간호진단의 분류를 위한 노력에 초기적인 영향요인이었다고 주장하였다.

간호진단에 대한 최초의 전국적인 콘퍼런스의 공동의장인 Gebbie는 (Carlson, Craft, & McGuire, 1982를 위한 서문에서) 이 담론의 역사적 발달에 대한 다른 영향요인들을 확인했다:

ㄱ 건강관리 제공자 집단이 국민들의 건강에 직접적인 영향력이 있다

는 것이 알려지지 않고, 제공한 돌봄에 대해 분명한 질 통제를 보여 줄 수 없다면, 그 어떤 집단도 대중적 지지의 증대나 전문직업적 존경의 증가, 혹은 재정적 보상의 향상을 기대할 수는 없다. … 간호진단이라는 간결하고 보편적인 언어는 요구되는 증거를 제시하기 위한 틀을 제공할 수 있을 것이다. (Gebbie, 1982, p. vii)

주요 담론, 즉 간호의 일상적 실무 언어는 의학적이었고, 여전히 그런 것으로 남아있다(Street, 1992). 간호진단이라는 개념에는 1950년대와 60년대의 사회적 권위와 권력, 그리고 가치의 주요 모델이었으며 오늘날에도 그러한, 의학, 과학, 전문가주의라는 사회적으로 바람직하고 권력적인 담론들을 결합하는 매력이 있었다.

역사적으로 볼 때, 특정한 역사적 맥락에서 각 입장에 의해 지지되는 이데올로기적 목적에 따라, 간호학은 그 자체와 의학의 차별성을 강조하는 것과 유사성을 강조하는 것 사이를 오갔다. 간호진단이란 개념은 유사성과 차별성을 동시에 강조할 수 있다는 장점을 가졌다. Edel(1982)이 주장한 것처럼, "의학진단과 간호진단은 의학과 간호학이 다른 것만큼 다르며, 의학과 간호학이 유사한 것만큼 유사하다"(p. 7).

이어서 간호진단 개념은 간호과정의 한 요소로 통합되었으며, 이것은 당시에 근본주의적인 경험·분석적 과학적 방법의 변형인 것으로 잘못 인식되었다(Douglas & Murphy, 1990; Hiraki, 1992). 간호문헌에서 간호과정은 Hall(1955)에 의해 처음으로 주창되었다. 4단계의 간호과정은 간호학적 돌봄의 사정, 계획, 적용, 그리고 평가로 구성되었다(Yura & Walsh, 1973). 간호진단은 1970년대에 추가되었으며, 통상적으로 사정 단계의 마지막이나 계획 단계의 시작에 놓여졌다(Douglas & Murphy, 1990; Stelzer & Becker, 1982). 5단계의 간호과정은 사정과 계획 단계 사이에 간호진단 단계를 추가했다. 이 5단계 과정의 초기 제안자는 Roy(1975), Aspinal(1976), 그리고 Mundinger와 Jouron(1975)이었다.

간호진단과 간호과정은 이론과 실무를 중재할 수 있는 수단으로 보였다. 간호학이 전문직의 지위를 얻는데 도움이 되길 바라면서, 간호학적 돌봄의 개념을 표준화하기 위해 간호과정이란 담론을 사용하였다(Gebbie & Lavin, 1975; Hiraki, 1992, p. 130). McFarland와 MaFarlane(1993)은 간호진단이 간호과정에 중요한 연결고리라고 주장했는데, 이는 "진단된 상태의 징후가 간호 행위에 의해 완화되거나 변경될 수 있기"(p. 11) 때문이었다. 그러나 간호진단은 또 간호과정의 가장 취약한 요소로도 불렸다(Anderson & Briggs, 1988; Aspinal, 1976).

최초의 간호진단 담론의 개발에 대해 여러 가지 목적들이 인용되어 왔다. 그 목적들을 나열해보면, 진단과정에 대한 두 가지 시각들, 즉 일반적 지식 제공과 개별적 실무상황의 지침 사이의 긴장을 분명하게 보여준다. 간호진단 언어를 개발하는 두 가지의 목적은 실무를 위한 적확한 언어 제공(Levin, 1989)과 이론 개발을 위한 언어(Edel, 1982)로 확인된다.

제3, 4회 NANDA 콘퍼런스의 회보에서, Kim과 Moritz(1982)는 간호진단을 위한 최초의 추동력에 대해 다음과 같은 평가를 제시했다:

> 콘퍼런스는 … 간호사들이 자신들의 전문직업적 활동의 일부로서 진단을 내리고, 그들이 내린 간호진단을 분명하고 정확하게 표명하는데 있어서 지침을 구하고 있으며, 나가가 그 간호진단이 근거하는 이론적 틀을 이해한다는 가정 위에서 진행된다. (Kim & Moritz, 1982, p. xviii)

간호진단 담론의 개발이 "간호사가 지침을 구하는"것에 의해 촉발되고 영향을 받았다는 이러한 주장은 이후의 콘퍼런스에서 의문시되었으며, 실무자들에 대한 학자들의 지배에 관해서는 이후에 논의할 것이다.

간호진단을 개발하고자 하는 원래의 또 다른 목적은 제1회 콘퍼런스에서 Gebbie와 Lavin(1975)에 의해 확인되었다. 병원 컴퓨터의 영향력 증가는 간호사가 사용하는 언어의 표준화를 요구하는 것으로 생각되었다(Saba, 1989). 나아가 Levine(1989, p. 5)은 표준화된 간호언어를 만드는 과정은 실생활적인 임상 경험을 공유하는 임상가들에 의해 수행되어야 한다는 것을 의미한다고 주장했다.

효율성과 표준화, 그리고 책임성 역시 간호진단 담론 개발에 영향을 준 것들로 인용된다(Edel, 1982, p. 8). 간호진단은 임상실무 상황에서 "간호사가 1) 행해야 할 것과, 2) 기대할 수 있는 것을 결정할 수 있는 준거의 틀"(Edel, 1982, p. 9)을 제공할 수 있는 접근법으로 보였다 (Edel, 1982, p. 9).

간호진단은 또 의학적 진단에 대해 간호학 고유의 경계를 규정하기 위한 것으로도 만들어졌다(Douglas & Murphy, 1990; Pridham & Schutz, 1985). 예를 들어, Harrington(1988)은 간호진단이 간호실무의 정의적 특성defining characteristic이라고 주장했다. 이 주장은 간호를 인간 반응에 대한 진단과 치료로 정의한 ANA의 1980년 사회정책 성명서Social Policy Statement에 근거한 것이었다. "간호진단의 타당성이란 이슈는 간호실무를 입증하고, 그래서 효과적이고 비용 효율적인 돌봄을 제공해야 할 전문직의 사회적 책임을 충족시킬 수 있는 열쇠이다"(Derdiarian, 1988, p. 140). 이런 판단에 근거하여, NANDA는 보험회사가 간호사들의 돌봄에 대해 그들에게 직접 지불하게 하기 위한 첫 단계로 간호언어를 표준화하고자 하였다(Carpenito, 1989; Edel, 1982; Gebbie & Lavin, 1975, p. 23; Gordon,

1982a, p. 284; Webb, 1992).

사회적 담론에 대한 영향력이 간호진단 개발을 위한 권력의 모델이라는 것을 보여주기 위해, 제1회 NANDA 콘퍼런스 이전에 있었던, 다음과 같은 초기 간호진단의 정의를 생각해보자:

1. "간호진단은 간호문제의 확인이며, 그것의 상호 관련된 측면들에 대 한 인식이다"(McManus, 1951, p. 54).
2. "간호학적 돌봄을 받는 개별 환자나 가족에 의해 제시된 간호문제의 본질과 정도의 결정"(Abdellah, 1957, p. 4).
3. "간호문제의 본질을 결정하기 위한 사실들에 대한 세심한 조사"(Chambers, 1962, p. 102). 문제는 특정한 환자의 요구로 정의되었으며, 그래서 진단 과정은 환자의 욕구에 대한 언어적 진술을 낳았다.
4. "환자의 행위, 그의 질병 특성, 그리고 그의 상태에 영향을 주는 많은 다른 요인들에 대한 비판적 분석에서 나오며, 개인의 간호 욕구에 대한 과학적 결정에 근거한 결론. 그래서 이 결론은 간호학적 돌봄의 지침으로 기여해야 한다"(Komorita, 1963, p. 83).
5. "환자에 대한 간호학적 조사에서 도출된 패턴을 인식함으로써 생긴 결론의 진술"(Durand & Prince, 1966, p. 51).
6. "간호진단은 간호학적 돌봄을 받는 개별 환자나 가족들에 의해 제시된 간호문제의 본질과 정도에 대한 결정이다"(Abdellah, 1969, p. 391).

이 정의들은 간호에 관련된 현상들을 문제, 욕구, 그리고/혹은 패턴으로 다양하게 표현한다. 진단과정의 결과는 결론, 판단, 혹은 간호진단이라 불린다. 이 정의들이 나온 이후, 1980년에 ANA가 *인간 반응*human response이라는 용어를 사용했음에도 불구하고, 간호와 관련된 현상의 서술은 명료화되지 않았다. 일반적 지식 제공과 임상적 실무라는 목표들 사이의 긴장은 간호사에게 관련되는 것이 무엇인지를 서술하기 위해 사용된 용어들에서 분명히 표현된다.

계보학적 관점에서, 간호진단 담론은 간호진단에 대해 출현한 담론에 의해 인정되고, 차용되며, 가시화된 출현의 표면과 가능성의 조건 둘 다를 이용하여 사회적 맥락에서 생겨났다. 간호진단에 대한 담론을 위한 출현의 표면들 중 하나는 질병관리에 대한 강조에서 건강관리에 대한 강조로의 변화였다. 건강관리에 대한 강조는 단순히 질병의 부재로 구성되는 육체적 상태에 대해 초점을 두는 것 대신에, 삶의 목표로서의 건강에 초점을 둔다(Foucault, 1985). 이런 지향은 간호진단 담론이 특정 유형의 사회적 의미와 권력, 그리고 가치를 가지기 위해 사용할 수 있는 일종의 언어가 되었는데, 이는 건강언어가 질병언어에 접해 있기 때문이다.

간호진단 담론에 사용된 또 다른 출현의 표면은 병원 신임서hospital accreditation documentation가 요구된 것이었다. 1950년대에 훈련된 효율전문가들은 비효율성을 감소시키고 생산성을 증대시키기 위해 산업노동환경을 분석하고 있었다. 같은 시기에 유사하게 동기화된 운동으로 병원 신임 절차는 돌봄의 질을 사정하기 위해 서면화된 문서를 요구하기 시작했다. 간호진단 담론은 과학적 근거와 과정을 통해 질적 돌봄에 대한 간호의 공헌을 보여줄 수 있었다. 예를 들어, 건강관리에서 "자동화된 기록 유지"는 특수한 간호 언어를 필요로 하는 하나의 변화로 제1회 콘퍼런스에서 인용되었다(Gebbie & Lavin, 1975, p. 1).

이러한 개발 시기동안, 특정한 가능성의 조건들이 간호진단 담론에 의해 차용되었다. 가능성의 조건은 담론의 언어를 가능하게 만드는 물리적, 사회적, 담론적 상황으로 구성된다. 간호진단 담론을 위한 하나의 가능성의 조건은 실무환경에서 의사들이 실제적으로 언제나 이용 가능하지 않다는 것이었다. 간호사들은 환자들과 가장 접촉이 잦은 사람들이고, 간호사들은 의사들과 함께 하는 것보다 다른 간호사들과 함께 하는 것에 더 많은 시간을 보냈다.

1950년대의 병원들에서는 할당 환자수의 감소와 서류 작업량의 감소를 위해 병동 서기를 증원한다는 주장을 담고, 간호사들에게 일하도록 유인하는 채용 광고를 내고 있었다(Powers, 1988). 이것은 간호사들이 다른 간호사들과 그들의 일상적인 실무에 대해 이야기하는 것에, 그리고 직접적인 환자 간호에 더 많은 시간을 보냈으며, 전화응대와 같은 행정적 업무에 시간을 덜 소모했다는 것을 의미하는 것이다. 이런 가능성의 조건은 간호사들이 그들의 실무를 의학의 실무와 질적으로 다른 것으로 개념화할 수 있었다는 것을 뜻했다.

다른 가능성의 조건은 2차 대전 후의 과학과 테크놀로지의 붐으로, 더 많은 수의 간호사들이 상급 교육을 받았다는 것이다. 이러한 교육을 통해 간호학을 가르치고, 출판할 수 있는 저널을 만들고, 네트워크 내에서 기능하고, 학술적 언어로 말하는 간호사들을 배출했다. 간호진단 담론은 대부분 학술적인 프로젝트이다. 간호진단에 대한 첫 번째 콘퍼런스는 세인트루이스 대학교의 간호와 건강 전문대학에서 열렸다. 간호진단은 "교육과 연구를 용이하게 할 것"으로 기대되었다(Edel, 1982, p. 8).

출현의 표면과 가능성의 조건은 사회적 맥락에 특이적인 담론의 창조를 유도하는 환경을 만들었다. 담론적 실천을 생산할 수 있는 권력과 지위라는 사회적 맥락에서 간호실무를 재-정의하기 위해, 이용 가능한 모델들과 2차대전 후 미국에서 교육받은 간호사의 동기가 결합했다. 이 과정에서 중요한 단계는 진리를 말할 수 있는 권리 주장을 위한 물리적 공간의 담론적 창조였다.

어떤 담론의 과제와도 마찬가지로 담론적 과정을 통해 간호진단 담론은 육체에 대한 행위에 관해 물리적으로 형성되고 사회적으로 기술되는 공간에 대한 서술을 언어적으로 구성한다. 간호진단 담론에 의해 창조된 물리적 공간은, 비록 이 말이 담론 내에서 사용되지는 않았지만, *임상적 조우*clinical encounter라 불릴 수 있을 것이다. 간호진단 담론이 개발되기 전에는 간호사와 환자의 만남은 간호학이 아닌 다른 담론에 의해 결정되고 서술된다고 이야기할 수 있었다. 예를 들어, "간호사-환자 관계"는 사회 심리학에서 나온 원리라는 견지에서 생각되었으며, 이는 임상적 조우에서 간호사들이 사용할 수 있는 치료적 도구가 되도록 더 세련되어졌다.

간호진단 담론은 물리적으로도 개념적으로도 다른 분과학문과 구분되는 전문직업의 영역을 타개하기 위해, 임상적 조우를 구성하고 통제할 수 있는 간호학이란 분과학문의 시도를 표현한다. 이 영역, 이 영토 혹은 이 분야에서 담론은 그것이 무엇인지, 그리고 발생해야만 하는 것이 무엇인지를 서술할 수 있는 권리를 주장한다. 독자적으로 그러한 영역을 타개하는 것은 다른 학문들에 최소한으로 의거하여야 진행될 수 있다고 담론은 가정한다. 학문들이 겹쳐지는 영역에 대한 논의를 지나쳐버린 것은 간호진단 담론 내에서 또 다른 긴장을 낳는데, 이는 구조 분석에서 분명해질 것이다.

계보학을 요약하자면, 간호진단 담론은 다음과 같은 양상으로 인간 경험의 한 영역에서 진리를 천명할 수 있는 권리를 주장한다. 가능성의 조건을 이용하고, 출현의 표면을 차용하며, 유력하고 사회적으로 바람직한 담론들을 모델로 확인하고, 하나의 물리적 공간에 이름을 붙임으로써, 간호진단은 특이적인 담론적 실천을 구성했다. 오랜동안 기다려 온 전문직이란 목표를 진전시키기 위한 권력의 이동에서, 이 실천들은 진리 천명을 위해 지각된 욕구를 창조했다. 재정의라는 권력을 사용한 이 이동에 대한 정당화는 환자의 이익과 재정적 그리고 사회적 책임이라는 과학적으로 입증 가능한 언어의 용어로 표현되었다.

용어 선택에 내재하는 문제가 되는 이슈를 고려해보지도 않고 진단이라는 용어를 선택함으로써, 간호학은 의학의 영역에서 벗어난 사회적 권력과 지위를 주장했다. 의학적 진단과의 유사성 때문에, 담론은 간호사가 어떤 것을 진단하고, 어떤 것은 진단하지 않는지를 명확하게 구분해야만 했다. *과학*이라는 용어를 사용함으로써, 간호학은 근본주의 과학에 기초한 담론적 실천으로 형성된 임상적 조우에서 전문성을 주장했다. 이 선택이 독립적인 전문가주의와 이에 부수되는 사회적 권력과 부, 그리고 지위라는 오래 기다려왔던 목표에 도달하게 할 것이라고 가정되었다. 간호진단 담론은 1950대와 60년대에 이용 가능했던, 가장 권력적인 사회적 모델(과학과 의학)을 모방하는 것을 선택했다.

구조 분석

구조 분석은 간호진단 담론의 담론적 과정들을 언급한다. 구조 분석을 위한 텍스트는 NANDA 콘퍼런스와 관련하여 출판된 모든 것들로 구성되었는데, 이는 담론의 내적 규칙들이 대부분 그 콘퍼런스에 의해, 그리고 그것을 통해 구성된 담론적 실천에 의해 결정되었기 때문이다.

구조 분석의 결론은 간호진단의 기능이 계보학에서 확인된 세 가지 모델, 즉 의학, 근본주의과학 그리고 전문가주의에 의해 지속적으로 영향을 받았다는 것이다. 담론 발달 과정에서 확인된 이 담론들은 간호진단 담론의 담론적 실천의 내적 구조와 기능에 지속적으로 영향을 주었다. 권력함의는 담론 분석의 세 번째 부분인 권력 분석에서 논의될 것이다.

●——지식의 축

간호진단 담론은 *질병에 대한 인간 반응*human responses to illness을 (혹은 반응 패턴을) 그것의 관심 대상으로 정의하는데, 이 용어는 후기의 콘퍼런스에서 소개된 것이다. 담론의 주체는 담론에 의해 대상으로부터 구성된 조작을 위한 변인들, 즉 간호진단이다.

Rasch(1987)는 ANA의 1980년 사회정책 성명서가 인간반응과 간호진단이 같은 객관적인 실체임을 선언했다고 주장했다. 그는 또 간호사가 진단한다는 것의 진정한 본질은 이미 잘 다듬어졌다고도 주장했다. 이런 혼동은 예를 들어, Newman(1987)이 간호사들은 *단일한*singular 인간반응이 아니라, 인간반응의 *패턴들*을 진단한다고 주장했던, 제7회 콘퍼런스에서 분명해졌다. 결과적으로 분류법1Taxonomy I을 조직하기 위한 틀의 명칭은 *통일적 인간*unitary man에서 *인간반응패턴*으로 바뀌었다(Carroll-Johnson, 1989).

간호진단 담론에 따르면, 인간반응들(담론의 대상)은 전해석적인preinterpreted 객관적 실재에 있는 개별 인간에 존재하는, 보편적인 객관적 실체라고 가정된다. 객관적 실체인 담론의 대상은 과학적 연구를 통해 서술될 수 있다. 진단, 즉 담론의 주체는 객관적인 실체를 언어적으로 표현하는 과학적 구성물로 인정된다.

간호진단, 즉 담론의 주체는 대상의 명칭으로 보이는데, 이는 흔히 정신과의 진단이 인간 내에 존재한다고 가정되며, 경험적 연구에 의해 서술되는 상태의 명칭으로 생각되는 것과 같은 방식이다. Foucault의 관점에서 보면, 진단과 인간반응(주체와 대상)은 물화된 실체들이며, 원인, 원인론, 결정적인 특성들 그리고 기타 등등으로 불리는 다른 물화된 실체들과 ―이것들은 모두 근본주의과학을 사용하여 서술된 것들이다 ―통계학적으로 연관된다. 물화reification의 과정은 실체에 대한 서술을 그것에 대한 서술과 별개로 모든 인간에게 존재하는 것으로 가정되는 불변의 것으로 고정시킨다.

많은 진단들이 가족 과정의 변경이나 체액 결핍처럼 무엇인가의 *변경*alteration 혹은 *결핍*deficit이라는 형태를 취한다. 제1회 콘퍼런스에서, 환자의 약점에 대한 것뿐만 아니라 강점에 대한 진단도 있어야만 한다고 주장되었으나(Gebbie & Lavin, 1975, p. 43), 이런 유형의 진단은 소수만 개발되었다.

*상황*situation, *상태*condition, 그리고 *인간반응*human response이란 용어들은 종종 간호진단 문헌과 콘퍼런스 회보에서 담론의 대상에 대해 상호교환 가능한 것으로 사용된다. 그것들은 간호의 초점 혹은 간호학의 독특한 영역으로 불리어왔다(Wooldridge, Brown, & Herman, 1993). Carpenito(1993, p. 96)는 그러나 자신은 "간호진단" 대신에 "간호학적 돌봄을 필요로 하는 상황"이라는 용어를 선호하게 되었다고 보고했다.

■ 주체 출현의 규칙

담론의 규칙은 임상적 조우에서 진단이 어떻게 경험적으로 타당한 것으로 인식되는지를 명시한다. 잠재적인 담론적 주체(진단)의 승인을 위한 규칙에 내재하는 인지되지 않은 몇 가지 조건들이 있다.

제1회 콘퍼런스에서 "모든 간호사들의 주요 과제는 간과된 진단들을 찾아내고, 그것들을 시험하고 개발하며, 그리고 전문직에 제시하여, 그것들이 미래의 목록에 포함되게 하는 것이다"(Gebbie & Lavin, 1975, pp. 57-58)라고 진술되었다. 그러나 1982년이 지나서도 진단은 여전히 NANDA의 구성원들과 NANDA의 간호이론가 집단의 작업을 통해 나왔다.

진단은 다음과 같은 양상으로 공인되었다. 1982년에 진단은 검토 위원회에 제안되어야 한다는 것이 명시되었으며, 그 위원회에서는 그 신청을 수용할 것인가 혹은 거부할 것인가를 심사숙고하여 결론을 내리기 위한 특별한 절차를 거쳤다. 추천서가 과제 수행팀에 제출되었다. 신청을 수용한다는 것은 더 많은 임상적 시험을 위한 일차적인 수용을 의미했고, 이 시험은 임상가와 협조하는 간호사연구자들에 의해 수행되었다.

Fawcett(1986) 역시 간호진단에 관심을 가진 각 간호사들이 이론적 전략을 선택하고, 새로운 간호진단을 개발하고 타당화하는 작업을 계속할 것을 격려했다. Derdiarian(1988, p. 139)은 실무 간호사들이 새로운 간호진단을 형식화하고, 검증하고 평가하는 것을 배워야 한다고 제안했다. Gebbie와 Lavin은 다음과 같이 주장했다:

> 두 번째나 혹은 그 다음의 콘퍼런스에서 간호사에 의해 거부되지 않을 것 같은 범주는 어떤 것도 없으며, 이 범주들이 간호영역 전체를 포괄한다는 주장도 없다. 모든 거부는 그 진단이 간호중재를 위해 어떤 근거도 제공하지 않는다는 임상적 증거에 기초해야만 한다. (Gebbie & Lavin, 1975, pp. 57-58)

Carpenito(1993)는 간호사가 새로운 진단을 만드는 것이 아니라, 이미 존재하는 간호 진단에 더 많은 시간을 써야 한다고 말하면서, 이에 동의하지 않았다.

제출지침submission guideline이 개정되어서, 제9회 콘퍼런스 회보에 출판되었다. 제출 절차에 포함된 작업의 양을 생각해보면, 실무 간호사들이 이 과제를 해낼 수 있는 것이 매우 불가능하다고 생각되었다. 더욱이, 분류체계로 진단을 수용하고 배치하는 것은 분류위원회Taxonomy Committee에서 했으며, 총회에서는 검토가 허용되지 않았다. Porter(1986)는 이런 절차가 인정된 분류 과학에 위배되는데, 왜냐하면 일반 회원들이 최종 투표를 하지 않기 때문이라고 주장하였다. 반면에 Avant(1990)는 투표가 "선택의 방법으로 현명하지 않으며, 과학적으로 불건전하다"(p. 54)고 주장하면서, 과학자와 임상가로 이루어진 팀이 간호진단을 위해 적절한 증거를 제시하는 것에 관해 결정하자고 권유했다. 팀 구성원들 사이의 이러한 불일치를 어떻게 다룰 것인지는 불명확했다.

■ 증거의 규칙

하나의 진단이 고려할 가치가 있는 것으로 인정된 후에는, 이를 승인하고 특이화의 격자로 통합할 것인가를 결정하기 위해 담론에 의해 명시된 증거의 규칙이 적용된다. 1982년의 지침은 고려해야 할 다섯 부분들에 대한 정보를 다음과 같이 구성하였다:

A. *범주의 명칭*(혹은 *타이틀*). 이 부분에서 제안자는 어떻게 "명칭이 확인 가능한 임상적 실체를 언급하는지"를 확인할 것을 요한다.

B. *공통적 원인론적 요인들*. 이 부분에서는 원인론의 하부범주들을 확

인해야 한다.

C. *진단적 범주의 정의적 특성들.* 이것들은 "건강문제가 있을 때 나타나는 관찰 가능한 증상들과 징후들"이다.

D. *지지 자료.* 이 항목은 범주의 명칭과 원인론적 범주들, 그리고 정의적 특성들을 지지할 수 있는 문헌들로 구성된다.

E. *건강문제 처치에 적용되는 독립적인 간호의 등급.* 이 항목에서의 등급은 진단을 치료하는데 흔히 적용되는 독립적인 간호요법의 정도에 따라 상, 중, 하로 표시된다. (Gordon, 1982b, pp. 340-341)

*접수된 간호진단*accepted nursing diagnosis이라는 용어는 "전국 모임National Group의 의견에서 임상적 시험을 위해 충분히 정의되어진, 간호중재가 가능한 건강문제"로 제4회 전국 콘퍼런스에서 구체적으로 정의되었다(Kim & Moritz, 1982, p. 6).

제출지침이 제7회 콘퍼런스에서 다듬어지고, 다시 출판되었다(McLane, 1987). *원인론*etiology은 정의적 특성으로—주요한 것major과 사소한 것minor으로—바뀌었고, 보충 정보는 선택적인 것이 되었다(McLane, 1987). 또 한번의 개정은 제9회 콘퍼런스에서 있었으며, 여기에서는 새로운 진단이 명칭, 정의, 정의적 특성, 관련 요인들, 그리고 문헌적/임상적 정당성의 지지를 완전히 갖추어서 제출되어야 한다고 요구했다(Carroll-Johnson, 1991). "개발되어야 할 진단 개념과 정의To-Be-Developed Diagnostic Concepts and Definitions"의 목록이 MacFarland와 MacFarlane(1993)에 의해 출판되었으며, "치료적 섭생의 비효과적인 관리(가족)", "고위험의 외로움"과 같은 진단이 포함되었다(p. 766).

하나의 진단이 접수되고 시험되어 승인되면 그것은 분류법 구조에 들어갔으며, 인간반응패턴Human Response Patterns의 체계에서 그 위치에 따라 번호가 부여되었다. 예를 들어, 보호 변경Altered Protection이라는 진단에는 1. 6. 2.라는 번호가 붙었다.

■ 특이화의 격자

담론은 정의적 특성을 확인하고, 정의를 수량화하며, 하나의 분류법에 따라 주체를 배열하고, 인과적 기전을 추정하며, 개별적인 육체에 주체를 적용하는 규칙을 제시한다. *특이화의 격자*grid of specification라는 구절을 사용하는 것은 분류법을 구성하고, 실무 상황에 격자를 적용하는 과정을 강조한다. 증거의 규칙에 따라 일단 확인되고 수용되면, 간호진단은 특이화의 격자에 통합된다. NANDA의 분류법1은 하나의 특이화의 격자인데, 이는 분류법이 진단들을 각 다른 것들과 구분하고, 그것들을 관련시키며, 분류틀 내에 그것들을 위치시키기 때문이다.

제5회 콘퍼런스에서 Webster(1984)는 과학에서의 분류 기준에 대한 논문을 제시하고, 콘퍼런스 참여자들에게 간호진단이 그 시점에서는 알파벳순으로 열거되어 있어야 한다고 충고했다. 그는 간호사가 일반적인 것과 특수한 것 둘 다를 다루기 때문에, 진단을 내리는 과정에서 가장 중요한 점은 진단이 환자에게 배정되는 양상이라고 주장했다(Webster, 1984, p. 24). 그러나 Foucault적인 관점에서 보면, 특이화의 격자는 분과학문의 실무 범위를 한정한다. 격자는 중립적인 도구가 아니다; 그것은 중재를 구성한다. 간호사가 한 진단을 어떻게 사용하는가가 중요한 이슈라고 주장하는 것은 물화된 진단 개념이 임상적 조우에서 간호사가 기능하는 방식을 정의하는 과정을 무시한다.

제1회 콘퍼런스에서, 참여자들에게 분류체계에 있는 실체들이 중복되는 것으로 추정되지 않는다는 것은 분명하였지만, 그들은 이미 어떤 간호진단들은 충분히 그럴 것이라는 것을 인식하였다. 이 중복은 진단적 실체나 분류틀을 둘러싼 어떤 것에 기인한 것이 아니라, 과학적 지식의 부족에 기인한 것이었다(Gebbie & Lavin, 1975, p. 59). 이런 상황은 다음에 열린 콘퍼런스에서도 계속 문제로 논의되었다. 예를 들면, Kritek(1986)은 제6회 콘퍼런스에서 분류틀의 위계적이고 상호 배타적인 구분이 인간반응이란 개념을 위해서는 너무 제한적일 것이라고 주장하였으나, 이전에 서술된 통일적 인간/인간반응 패턴틀에 대한 작업은 지속되었다.

특이화의 격자를 확장하는 작업은 진단을 넘어서 계속되었다. McCloskey 등(1990)은 간호학적 치료에 대한 표준화된 언어; 진단과 치료, 그리고 결과 간의 연계; 정보체계와 의사결정 개발의 촉진; 간호 서비스의 경비와 자원 계획 결정에 대한 조력; 간호의 독창적 기능을 소통할 수 있는 언어의 준비; 그리고 다른 건강관리 제공자의 분류체계와의 연계를 주장하였다. 그래서 McCloskey와 Bulechek(1993)은 특이화의 격자를 간호 중재의 분류법으로 확장하고자 했다.

■ 주체의 소멸

담론에는 주체의 출현과 제거를 위한 규칙이 있다. 특이화의 격자에서 제거될 후보로 제시되었던 두 개의 진단 예를 보자.

Jenny(1987)는 지식결핍knowledge deficit이 인간반응이나 간호진단은 아니라고 주장했다. 적절한 개념적 초점, 필수적인 진단적 속성들, 이론적 타당성, 그리고 임상적 실체라는 기준을 사용하여, 그는 그 진단이 합법적이지 않다고 결론을 내리고, 그것을 분류법에서 제거할 것을 주장했다. 그는 지식 결핍이 몇 가지 다른 진단들의 위험 요인, 기여 요인, 원인론적 요인 혹은 정의적 특성이 되는 것이 더 적절하다고 주장했다.

Pokorny(1985)는 Jenny(1987)에 동의하면서, 자료에서는 지식결핍이라는 진단의 중요한 지표가 정보나 명료화 욕구에 대한 환자의 구어적 진술이라고 제시되지만, 그 진단의 어떠한 중요한 정의적 특성도 발견할 수 없다고 했다. Jenny는 "지식결핍이라는 진단을 지속적으로 사용하는 것은 지식이 인간행동의 유일하고 혹은 자동적인 결정인자라는 거짓된 가정을 영속시킨다"(1987, p. 183)고 주장했다.

Jenny의 분석 후에, Dennison과 Keeling(1989)은 나아가 지식결핍이라는 간호진단을 제거할 수 있는 임상적 지지를 제공하였다. 임상적 자료에 근거하여, 이 저자들은 지식 결핍이 학문의 경계 밖에 있으며, 이 명칭은 간호사들이 환자의 정보 부족에 관련한 행위를 언급하기보다 하나의 실체로서의 지식증진에 대한 관심에 초점을 두게 격려한다고 결론을 내렸다(p. 142). 제9회 콘퍼런스에서 그 진단이 개정되거나 제거되어야 할 것이라고 권고되었지만(Carroll-Johnson, 1991, p. 28), 이런 논쟁에도 불구하고, 지식 결핍은 특이화의 격자 내에 남아있다.

또 다른 예로, 불이행noncompliance이라는 진단을 보자. Keeling, Utz, Shusler 그리고 Boyle(1993)은 NANDA가 불이행 진단을 폐기해야만 한다고 주장했다. 그들은 그것이 윤리적이나 역사적으로, 혹은 철학적으로 간호학과 일치하지 않으며, 임상적 유용성이 의심스럽고, 본질적으로 경멸적이라는 이유를 들었다. 저자들은 불이행이라는 진단은 "치료에 대한 전념 욕구, 치료법에 대한 적응 불능, 자가 간호 결핍, 혹은 치료에 대한 대상자 참여의 잠재성"(p. 96)과 같이 다양하게 표현된 진단으로 대치되어야 한다고 주장했다. 이런 시도에도 불구하고, 불이행 역시 특이화의 격자 내에 남아있다.

그 진단들이 NANDA의 수용 가능성에 대한 기준을 충족하지 못한다는 증거에도 불구하고 보존되는 것은 담론 자체가 비판에 대해 어느 정도의 면역성을 주는 일정 정도의 권위를 그 학문 내에서 획득했다는 것을 암시한다. 담론이 근본주의과학에 가담하는 것은 외적 정당화가 있건 없건, 개념적 내구성을 갖는 그 구성물들에 안정성을 부여한다. 과학적 명칭 붙이기는 충분한 정당화이다.

이러한 개념적 기념물의 예로, Carpenito(1993)가 모든 임상 연구는 간호진단이라는 견지에서 틀이 짜여져야 한다고 주장한 것을 생각해 보자. 만약 한 연구가 간호진단의 용어로 표현되지 않는다면, 당신들은 간호에 대한 멋진 이야기를 당신들 동네에서 거의 들을 수 없을 것이지만, 간호진단의 언어가 사용된다면, 당신들은 간호지식을 확장하고 있는 것이다(Carpenito, 1993)라는 말로 그는 이 주장을 정당화했다.

■ **한계설정의 권위**

담론의 권력/지식의 적용과정 혹은 담론적 실천의 적용과정은 특이화의 격자에 의해 조직된다. 진단은 한계설정의 권위에 의해 부분적으로 구성된 한 시간/공간에서 간호사와 환자의 개별적 육체에 적용된다. 한계설정의 권위는 담론의 작용을 위한 공간의 존재와 한계를 통제하는 규율들disciplines이다. 간호진단의 경우에 그 권위들은 대개 의사와 병원 행정가, 그리고 보험 회사인데, 왜냐하면 그것들이 건강관리체계로 환자가 입장하는 것을 결정하기 때문이다. 이 입장entrance은 또 개별 환자와 가족 혹은 관련된 사람들에게 호소력이 있으며, 때로는 정신건강시설에 입원하는 경우처럼 환자의 동의가 없어도 이루어진다.

간호진단 담론에 의한 임상적 조우의 서술은 자율적인 행위가 아니라는 것이 분명하지만, 한계설정의 권위가 담론 내에서는 인정되지 않는다. 우리가 간호진단 담론을 적용하는 육체들은 환자의 경우에는 의사에 의해, 그리고 간호사의 경우에는 교육과 면허, 그리고 고용에 의해 확인된 것들이다. 이 모델에 정확하게 들어맞지 않는 간호학의 하부분과는 일차 간호primary care를 제공하는 공중보건 간호사와 상급실무 간호사advanced practice nurse인데, 이 하부분과는 둘 다 간호진단을 사용하지 않는다.

■ 담론이 인간 육체에 사용되는 방식

일단 한계설정의 권위가 담론이 적용되어야 할 육체를 확인하면, 임상적 조우의 시간/공간에서 진단을 적용하기 위한 규칙이 존재한다. 담론의 진리주장은 담론의 언어를 사용하여 인간육체에 적용된다. 일반적으로 임상적 조우에서 일어나는 것은 ANA의 1980년 사회정책 성명서에 다음과 같이 개념화되었다: "현 상태에 대한 간호사의 개념화 혹은 진단은 그 상태에 의미를 기인시키는 방식이다"(p. 11).

임상적 조우에서 사용될 때, 의미를 기인시키는 행위는 개입된 개인들(이 경우 간호사와 환자)이 담론의 규칙에 따라 규정된 방식으로 그들 자신과 다른 사람들을 구성하는데 기여한다. 의미를 한 상황에 기인시키는 것은 담론이 그것을 서술하기 전에는, 그 상황이 어떤 의미도 가지지 않는다는 것을 가정한다. 이 행위는 이해관계가 관련된 권력의 이동이지만, 이해관계나 권력에 대한 논의는 담론의 어디에도 제시되지 않는다.

특히, 진단은 치료를 결정하고 결과를 예측하기 위해 간호사와 환자의 육체에 사용된다. "간호진단은 환자 돌봄 상황에서의 불확실성을 처리하고engineer, 그래서 틀린 추론의 수를 최소화할 수 있는 방법을 고안해야만 한다"(Shamansky & Yanni, 1983, p. 48; 또 Kritek, 1985를 보라).

이 인용문에서 도구적 (혹은 기술적) 단어인 *처리하다*가 사용된 것을 주목하라.

담론은 적절한 사정 절차, 수용 가능한 진단의 배열, 그 진단에 적절한 중재, 그리고 성공을 나타내는 결과를 규정함으로써 간호사들의 행위를 특이화하였다. 담론은 또 간호사에게 자료를 드러내는 과정에 대한 순응(고백)을 가정함으로써, 그리고 간호에 수용 가능한 것으로 생각되는 결과 행위를 배정함으로써 환자의 행위 역시 특이화하였다.

이 특이화는 사회적 요원인 간호사와 간호학적 돌봄의 수혜자인 환자의 위계적 권력관계를 가정하였다. 이런 위계에 대한 가정은 특별하게 언급되지 않았는데, 이는 과학이 가치에서 자유롭다고 가정되었고, 사회적 요원에 의한 과학의 적용은 윤리적 담론에 의해 적절하게 의문시되지 않았기 때문이다. 결과는 현재의 권력관계와 일치하는, 사회적 효과의 예측과 통제라는 기술적이고 기계적인 담론이었으며, 이는 환자에게 좋은 것으로 가정되었지만, 그들의 목소리는 배제되었다.

■ 개인별 차이의 인정

개인별 차이와 이탈, 그리고 환자들의 불평이 담론의 어디에서 나타날 수 있도록 허용되었는가를 살펴보는 것이 도움이 된다. 근본주의 관점에서 보면, 진단은 과학적 방식으로 연구될 수 있는, 실재 세계에 있는 실제적인 것real thing의 명칭이어야 한다. 이 연구의 결과는 사람들이 (그들이 원하든 아니든) 더욱 정상적으로 되는 것을 돕기 위해 사회적 요원 혹은 훈련된 전문가에 의해 사용될 수 있는 보편적 지식을 제공해야만 한다. 일반적인 지식과 임상 실무와의 조화라는 문제가 지속되면서 개인별 변동에 대한 질문이 간호진단 담론에서 제기되었다.

개별적인 환자의 차이는 진단 진술의 *-(으)로 인한*due to, 혹은 *-과(와) 관련된*related to이라는 부분에서 인정되는 것으로 주장되었다(Carpenito, 1993; McFarland & McFarlane, 1993). 진단 진술의 앞부분 반은 근본주의과학을 사용하여 구성되었기 때문에, 모든 인간에게 보편적으로 적용 가능한 것으로 가정되었다. 진단 진술의 뒷부분 반은 구체적인 개인별 원인론을 포함하였다. 그러나 가능한 원인론은 이미 핸드북이나 교과서에 활자화되었다(Carpenito, 1984; McFarland & McFarlane, 1993).

진단은 보편적인 증상과 징후를 사용하는 사정에 의해 배정되고, 인과적 원인론causal etiologies은 가능한 "개인별" 원인론의 목록으로부터 배정되었다. 그래서 완전한 간호진단 진술은 보편적인 과학적 실체와 개별적인 임상적 상황을 하나의 독특한 분류법에서 병합하기 위한 시도로 보일 수 있었다(Taylor, 1979). 일반화된 지식을 임상에 적용하는 것에 따른 하나의 문제는 과학적 연구에서 나온 확률 진술이 개인들의 경향이 아니라 집단의 경향을 서술한다는 것이다.

진단 개념 대한 이러한 차원에서의 혼동이 널리 퍼져있었다. 예를 들어, 연령과 만성성chronicity을 포함하는 분류법2를 위해 고안된 축axes에 대해 Fitzpatrick(1990)이 서술한 것을 살펴보자. 그는 이 축을 사용하는 것이 "학문의 발달을 위해 과학적인 것과 임상적인 것"을 통합할 것이라고 주장했다(p. 106). Henderson(1978)은 간호실무를 "간호진단에 근거한 간호중재와 환자문제나 건강문제에서 기원한 간호학적 돌봄 둘 다"(p. 79)로 구성되는 것으로 정의했는데, 이는 간호진단과 환자문제가 분리된 실체라고 가정하는 것이었다. 추정컨대, 이러한 조합은 개별 환자의 독특한 상황을 일반화된 간호학 고유의 지식 체계 내에서 더 잘 파악하기 위하여 만들어졌을 것이다.

이 개념에 대한 혼동은 개별 대상자에 대한 진단의 "타당성validity"에 관한 논의에서 더욱 명백해진다. 진단이 임상적 실무에서 항상 타당하지는 않다는 것을 주목하게 됨으로써, 타당성은 하나의 척도로 측정되어야 한다는 근본주의적 결론이 나왔다. 타당도가 한계치인 경우에 행해야 할 것은 언급되지 않았다.

Derdiarian(1988)은 임상상황에서 개별 환자에 대한 간호진단을 간호사가 타당화할 수 있는 세 가지 방법을 내놓았다. 한 가지 방법은 그 진단에 동의하는지를 환자에게 묻는 것이었다. 두 번째는 다른 간호사와 함께 점검하는 것이고, 세 번째는 현존하는 지식을 사용하는 것이었다. 생각해보면, 이 세 가지 접근법으로 서로 일치하지 않는 답들이 있었을 것이나, 그 가능성 역시 언급되지 않았다.

Lunney(1990)는 또 그가 간호진단의 "정확성accuracy"이라 부른 것을 논의했다. 그는 연구에서 정확성이 복잡하고 상황적이라고 결론을 내렸다. 그는 간호진단의 정확성을 측정할 수 있는 -1에서 +5에 이르는 서열척도를 제시하고, 각 수준의 정확성에 대해 정의적 특성을 부여하였다. 이런 맥락에서 정확성은 간호진단이 하나의 수라는 견지에서 "실재" 상황에 얼마나 잘 부합하는지를 측정하는 것이다. Derdiarian(1988)의 "타당성" 점검 방법과 마찬가지로, Lunney(1990)의 방법은 한 척도에서 측정된 진리의 정도나 적용 가능성의 정도를 결정하기 위해, 보편적으로 적용 가능한 과학적 개념과 개별 사례를 병합하려 시도한 것이었다. 그는 다양한 정도의 타당성을 가지는 진단에 치료가 어떻게 기인되는 것인지에 대해서는 언급하지 않았다.

Maas와 Hardy 그리고 Craft(1990)는 정확성이나 타당성이라는 관념을 간호사가 추론한 문제와 환자의 "진짜 문제"(p. 25) 간의 관계라고 불렀다. 진짜 문제는 우리의 이해와 별개로 객관적인 양상으로 존재하는 것으로 가정된 실체였다. 다른 말로 하자면, 담론의 *대상*, 즉 인간반응이 진짜 문제이며, 간호사가 추론한 문제는 담론의 *주체*, 즉 진단이었다. 만약 과학이 정확하게 수행된다면, 환자의 진짜 문제와 간호사가 선택한 진단 사이에는 완벽한 대응이 있을 것이다.

간호사들과 환자들의 개별적 차이가 취급되는 양상은 정상화normalization로 서술될 수 있다. 정상화의 과정은 연구에 의해 정의된 통계학적 평균을 포함한다는 것을 기억하자. 통계학적 평균은 개별 사례들이 사정 과정에서 비교되는 기준이 된다(Carlson, Craft & McGuire, 1982). 다음에는 더 정상적인 결과를 가져오기 위해 사회적 요원에 의한 중재가 환자의 육체에 적용된다. 예를 들어, 다음의 인용문을 보자: "대상자/환자의 건강 상태는 기준norm에서의 이탈, 그리고 그 이탈의 정도와 방향을 결정하기 위해 기준과 비교된다"(American Nurses Association, 1973).

중재는 환자에 대해는 물론 간호사에 대해도 정상화하는 영향력이 된다: 담론에 의해 과학적으로 결정된 것을 위하여, 임상적 조우에서 간호사의 행위를 정상화하기. 사실, 이질적인 진단은 억제된다. "콘퍼런스 참여자들은 적어도 자신들은 '연구에서 사용하기 위한 진단' 등과는 다른, '교육에서 사용하기 위한 진단'을 별도의 과제나 일차적인 과제로 개발하는 간호사교육자를 보고 싶어 하지 않는다는 것을 암시했다"(Gebbie, 1982, p. 11). 임상가에게 선택은 표준화된 중재를 완전히 갖춘 표준화된 진단 가운데 어떤 것을 사용할 것인가에 관한 것이 되었다.

예를 들어, 제5회 콘퍼런스에서 Roy(1984)는 간호진단 분류법이 실무를 위한 지침일 수 있고, 그리고 지침이 되어야만 한다고 주장했다. 다른 말로, 담론이 그것들은 그래야만 한다고 결정한 바의, 환자를 위해 바람직한 결과 기준들을 충족시키기 위해, 간호사들의 판단은 경험적으로 제시된 궤적에 관련해 특정의 규정된 경로를 택한다. ANA는 간호의 미래를 위해 중요한 과제가 "특정 간호진단에 관련된 기준 개발을 통해 실무 표준을 성취하는 것"이라고 확인했다(Phaneuf, 1985, p. 1). 사실상, 간호결과는 물론 간호실무도 간호진단의 정상화하기 담론으로부터 나온 기준에 의해 판단되어야 했다.

이 목적을 위해, Bulechek, Kraus, Wakefield 그리고 Kowalski(1990)는 병원 실무 상황에서 간호진단이 만족스런 양상으로 적용되는지를 측정하기 위한 지침을 제시했다. 저자들은 전문직 실무 모델에서 어떤 요소들은 간호진단이 성공적으로 적용되기 전에, 제대로 되어 있어야만 한다고 결론을 내렸다. 그 요소들의 목록에는 자기 통제, 책임성, 그리고 진단과 치료를 위해 대상자에 대한 직접적 접근권이라는 개념들이 포함되었다(p. 20). 이 관점은 "인류에 기여"하는 것으로서의 사회적 기능social agency이라는 전문직 모델을 따랐으며, 병원 환경의 권력 관계를 무시했다.

근본주의 가정에 가담한 다른 담론들과 마찬가지로, 간호진단은 그 자체를 가치 부과적인 담론이라는 것을 드러낸다. 정상화는 권력/지식에 가담함으로써 가정된 가치이다. 진단과 중재, 그리고 결과가 이미 설정되어 있고, 그래서 이용 가능한 말하기 위치를 심각하게 제한하기 때문에, 돌봄의 목표 설정이나 계획에 환자가 참여한다고 정상화 과정에 내재하는 권력관계가 변하지는 않는다. 환자와 간호사는 담론의 담론적 실천에 의해 지지되는 현재의 권력관계에서 선택이란 환상만을 가지게 된다.

물론, 정상화는 유용한 적용 영역이 있다. 사실, 사람들이 골절된 대퇴 치유의 정상 생리학에 대해 타당하게 만들어낼 수 있는 것은 제한된 수의 특정한 진술들일 것이다. 그러나 사람들이 골절된 대퇴를 가진 사람에 대해 타당하게 만들어낼 수 있는 진술은 더 제한적일 것이다. 생리학에서 멀리 떨어진 주장일수록 그 대답은 사회적 맥락에 더 의존적인 것이 된다.

■ 담론을 지배하는 것

서로 충돌하는 목표들이 분류법의 형성을 위한 이론적 전략의 출현과 소멸, 그리고 대치와 공존을 지배하는 것으로 보인다. 이론 개발과 실무 적용 사이의 갈등이 논의되어왔다. 담론에서 분명해 보이는 또 다른 목표는 모집단 수준에서 임상현상을 통제하려는 목적을 위한 이론개발이라고 말할 수 있다. 예를 들어, Henderson(1978)은 간호진단은 "예측과 통제를 위해 사용될 수 있는"(p. 77) 이론 개발의 첫 단계라고 주장했다.

Fawcett(1986)는 간호진단 개발이 "맥락적 진공 상태에서 진행되는 것으로 보이며, 이론적이라기보다 실용주의적 관심에 의한 지배가 지속되는 것을 보여주는 여러 가지 징조가 있다"(p. 397)고 말하면서, 실용주의적 관심사가 이론 개발보다 더 중요한 것으로 보인다고 불평했다. 이 입장은 이론이 맥락을 제공하며, 실용주의는 그렇지 않다고 가정한다. Fawcett은 다음과 같이 주장하였다.

> 만약 간호진단이 간호과학과 간호실무의 구성요소가 되고 의미 있는 부분이 되려면, 이론적 관심이 미래의 작업을 인도해야만 한다. 만약 이후의 간호진단 개발이 확실히 간호학의 개념적 모델의 일부인 분명한 가정에 근거한 것이라면, 나는 그렇게 될 것이라고 믿는다. … NANDA와 관련된 간호사이론가 집단에 의한 작업은 간호학에 대해 그들이 가진 특정 가정을 반영하는 하나의 개념적 모델로 보인다. 비록

> 그들이 자신들의 모델에 진단 목록을 맞추려고 노력했다지만, 그 맞춤은 기껏해 봐야 강제적이고, 나쁘게는 비논리적이다. (Fawcett, 1986, p. 397)

Fawcett(1986)에 동의하는 Meleis(1991)는 간호진단이 "하나의 일관된 이론적 관점에서 나오지 않았다"(p. 16)고 말하였다. Logan과 Jenny(1990) 역시 Fawcett(1986)에 동의하면서, 간호진단은 간호사의 독립적인 기능이 될 수 없었으며, 그럴 수 있도록 다시 써야 한다고 했다. 그들은 간호진단이 오직 독립적인 간호기능에만 제한되어야 한다고 주장했다. 이 기능들은 간호현상에 대한 이론적 추상화에서 유도될 것이며, 다른 분과학문들의 작용과 완벽하게 관련되지 않을 것이다.

다른 사람들은 진단이 개념적 틀에서가 아니라, 실무 현장의 작업에서 나와야 한다고 주장하였다. 이론적으로 만들어진 진단을 임상 상황에 적용하는 것에 관해 심각한 질문이 제기되었다(Rasch, 1987). "서비스 현장에서 분류법을 기능적인 것으로 만들기 위한 권고사항을 작성하려는" 분류법위원회의 계획은 이루어지지 않았다(Kritek, 1984; Porter, 1986에서 인용). 한편, Gordon(1990)은 각 진단에는 각각의 개념적 이론 기반과 임상적 연구가 있어야 한다고 주장하였다.

또 분류과학의 관점에서 보았을 때, 분류법 구성에서도 상충하는 접근법들이 분명히 나타났다. 예를 들어, Porter(1986)는 9개의 중복되는 개념들에 9개의 서로 다른 분류 가지들을 사용하는 것은 논리적으로 이상하게 들린다고 지적했다. 이 중복되는 개념들이 조직 원칙과 개별 분류군 둘 다로 사용되었다. 접근법은 귀납적이라는 분류법위원회의 주장에도 불구하고, 결과적인 분류법은 명백하게 연역적 방식으로 만들어졌다고 Porter는 주장하였다(p. 138). 그는 또 진단들이 4

가지의 추상화 수준으로 분류되었으나, 분류과학에 따라 유사성과 차별성으로 그것들을 분류하는 원리를 구성하기 위해서는 하나의 분류법에 의해 분류된 실체들은 모두 같은 추상성의 수준에 있어야만 한다고 주장했다.

분류법 개발에 깔려있는 가정은 분명하게 확인되었다. 예를 들어 다음과 같은 것을 가정하는 것은 문제가 된다: 1) 간호사가 진단하는 실체가 있다. 2) 진단은 간호사가 행해야 하는 것에 대한 적절한 모델이다. 3) 간호사가 진단하는 것은 좋은 것이다. 4) 분류틀은 개발될 수 있고, 그리고 개발되어야 한다. 그리고 5) 권력에 대한 논의는 중요하지 않다.

●——권위의 축

NANDA는 임상적 조우의 영역에서 진리를 천명할 수 있는 권리를 주장하였는데, 이는 간호학 고유의 것으로 주장해왔던 언어적으로 구성된 전문직 영역 내에서, 의학담론과 과학담론을 모방한 것에 근거하였다. 임상적 조우에서 진리를 천명하는 권력에 대해 다른 가능한 주장들은 실패했다. 예를 들어, ANA가 간호진단의 분류틀에 관심을 가진 다양한 집단을 모으려 노력하지 못한 것을 Levine(1989)은 자신이 진정한 학문이라 칭한 것의 좌절이라고 불렀다. 그는 나아가 이것이 그가 심하게 흠이 난 체계라고 불렀던 것을 합법화하고 영속화할 것이라고 주장하였다.

제8회 콘퍼런스에서, Lang과 Gebbie(1989)는 국제간호협회International Congress of Nursing(ICN)에 제안하기 위한 ANA와 NANDA의 연합적 벤처사업에 대해 보고했다. 그들은 간호진단의 분류법/분류를 위한 연합단체

Collaborative Group on Taxonomies/Classifications of Nursing Diagnoses의 권고사항을 출판함으로써, 두 조직 간의 연계작업에 대해 보고했다. 이 단체의 권고사항들은 NANDA의 분류법을 ANA의 공식적인 간호진단 분류법으로 ANA가 인정할 것과 연합이 공식적 수준에서 지속되어야 한다는 제안을 담고 있었다(p. 13). 요컨대 이런 조처는 NANDA의 분류법을 합법화하고, 다른 모든 분류틀들을 주변화했다. 진리를 천명할 수 있는 NANDA의 권리는 그래서 보존되었다.

■ 교육, 향상, 협회를 위한 체계

1985년에 통합된 NANDA는 이 담론의 근원이고 권위였으며, 지금도 그렇다. 간호진단에 관한 연구만을 싣는 심사 저널이 1990년에 시작되었다. 협회의 건립은 전문직의 권력과 특권 모델에 근거하는 다른 학문들과 마찬가지의 방식으로, 담론에 정당성, 합법성, 권위, 그리고 사회적 품위를 제공한다. Foucault에 따르면, 이 과정은 학문의 실천자들에게 권력의 근대적 형태—생체권력—인 사회적 요원이라는 지위를 제공한다. 이 지위의 의도하지 않은 결과들 가운데 하나는 현재의 권력관계를 유지해야 할 의무이다.

■ 이용 가능한 말하기 위치와 이용 불가능한 말하기 위치

제1회 콘퍼런스에서 참여자들은 엘리트 집단이라고 인정되었으며, "보통" 간호사들이 간호진단을 수용하는 것에 대해 놀라워했다(Gebbie & Lavin, 1975, p. 35). 이는 또 제3, 4회 콘퍼런스의 회보에도 반영되었는데, 여기서 Gebbie(1982)는 "분명히 훨씬 더 형식화되고, 권위주의적인 세계관을 가지고 있는 많은 간호사들이 콘퍼런스의 '참여자격'을 어떤 권위에 근거한 것으로 본다"(p. 11)고 불평하였다. Gebbie는 모든 간호사들이 새로운 간호진단과 개정된 간호진단을 검증하고,

개발하여 제출할 수 있도록 격려되어야 한다고 반복해서 주장했다 (1982, p. 11).

NANDA의 회원자격은 모든 현장의 모든 간호사에게 개방되어 있으나, 참여하는 것은 정규직 간호사들의 입장에서는 많은 노력을 요한다. 이것은 간접적으로는 임금이 없어도 여행을 할 수 있고, 자신만의 일을 할 수 있는 시간과 돈을 가진 간호사들을 선택한다. 그래서 말하기 위치는 NANDA의 회원자격과 참여라는 기준에 의해 제한된다.

Kritek은 다음과 같이 불평했다:

> 요구되는 중요한 요소는 실무에 있는 간호사, 평간호사의 분명하고도 우세한 목소리이다. 현재 그 목소리는 간호계의 대화에서 가장 자주 침묵되며, 가장 작게 들린다. 목소리를 내는 사람들에 대한 도전은 분명하다: 이 과정에서 평간호사의 목소리가 들리게 하라. (Kritek, 1989, p. 11)

Meleis(1991)는 간호진단이 "다년간 대상자들과 지역사회를 위해 돌봄을 행해 왔고 전문성의 수준이 신참에서 전문가에 이르는 대다수의 간호사들을 대표하지 않으며, 그것을 할 수도 없다"(p. 412)고 말하면서 이에 동의하였다. Kim과 Mortiz(1982)는 "실무자와 이론가들 사이에 더 많은 대화가 필수적이며, 성공적인 결과를 위해서는 그 분야에서 관심을 가진 전문가로부터의 지속적인 투입이 가능해야만 한다"(p. xix)고 덧붙였다.

Gebbie(1982)는 실무를 하는 간호사가 NANDA에 결합하고, 분류법 개발에 참여하도록 격려되어야 한다고 썼으나, 그는 이것이 그들에게 재정적 시간적 부담을 준다는 것을 인식했다. 그래서 그는 또 "어떤 면에서는 새로운 사람들이 새로운 아이디어와 에너지를 지체 없이 가져올 수 있는 것을 보장하기 위해, 참여자에게 자격을 주는 몇 가지 방법을 공식화하는 것이 필요할 것이다"(p. 12)라고 주장했다.

이 담론을 말할 수 있는 위치는 그래서 NANDA의 헤게모니적 지배에 의해 제한된다. 제7회 콘퍼런스의 실무 회의에서, "NANDA는 등록된 전문직 간호사만이 그들의 환자집단을 위해 간호진단을 내릴 수 있는 능력이 있고, 이를 책임질 수 있다는 개념을 지지하는 것으로 공표한다"(McLane, 1987, p. 529)는 취지의 제안이 통과되었다. 이 제안의 함의 가운데 하나는 등록되지 않은 간호사나 전문직이 아닌 간호사는 이 언어를 사용할 수 있는 권리가 없다는 것이다. 이러한 제한은 특정의 말하기 위치를 NANDA가 정의한 것으로 제한하기 위해 필요한, 담론에 내재한 일정 정도의 권력을 가정한다. 이 제안은 또 그 말하기의 기준을 충족하지 않는 사람은 사회적 요원으로 행동할 수 있는 이 특권을 즐길 수 없다는 것을 가정한다. 이것이 어떻게 강화되었는지는 분명하지 않으나, NANDA가 간호진단 사용의 승인을 위한 의사결정체였다는 것은 분명하다.

■ **담론의 보존과 전파**

담론은 진리 천명자로서의 NANDA의 지배를 공고히 하는 방식으로 보유되고 전파되었으며, 현재도 그렇다. 이는 NANDA의 출판물, 콘퍼런스 회보, 소식지, 의장의 사무국, NANDA에 의해 개발된 워크숍, 그리고 학생들에게 담론을 가르치는 교수들에 대한 배포를 통해 이루어진다. NANDA의 소식과 위원회의 보고는 〈*간호진단*〉에 실린다. 워크숍 진행을 위한 지침은 제4회 콘퍼런스에서 제시되었다(Kim &

Moritz, 1982).

담론은 그래서 여러 방식으로 배포된다. ANA는 1991년에 임상 간호 표준지침서Standards of Clinical Nursing Practice를 개정했다. 표준지침은 간호진단이 들어있는 간호과정에 의해 제시된 것으로서의 능력을 포함한다. Shoemaker(1989)는 간호진단이 학부 교과과정에서 뿐만 아니라, 대학원에서도 교육되어야 한다고 주장했다. Lee와 Strong(1985)은 최근 졸업생들의 간호 능력을 평가하기 위해 간호진단을 이용했으며, 이때 졸업생들과 그들의 교수가 라이커트척도Likert scale를 사용하여 평점을 매겼다. 미국 중환자 간호사 협회American Association of Critical Care Nurses는 그들의 결과표준 지침에서 간호실무를 개념화하기 위한 틀로 간호진단을 이용했다.

담론의 보존과 전파를 위한 이런 구조적 기전은 임상적 조우에서 실무자들이 담론을 수용하고 사용하기 위해 필요한 정당화를 제공한다. 하나의 역사를 가지며, 규칙들과 하나의 잡지, 그리고 전국적 포럼을 완전히 갖춘 통합 협회가 담론의 내용과는 완전히 별도로 담론에 합법성을 부여하였다.

■ 불완전성 다루기

간호진단 담론의 불완전성imperfection은 주요한 것major 혹은 사소한 것minor으로 분류되어 왔으며, 그것들을 다루기 위한 접근법은 전문직업적 목표에 관련해 하나의 전체로서의 담론의 기저를 이루는 가치에 관한 가정들에 근거한다. 일부 저자들은 간호진단의 구성과 적용, 그리고 배포에서 인정된 불완전성은 임상 연구에서 더 많이 다루어져야 한다고 주장했다(Carpenito, 1993; Fawcett, 1986; Kritek, 1985). 다른 사람들은 그 불완전성을 더 이상의 연구로도 해결할 수 없는, 더 심각한 문제의 표시로 보았다.

예를 들어, Shamansky와 Yanni(1983)는 그 담론에 대해 노골적으로 비판적인 거부 의사를 표하고, 간호진단은 폐기되어야 한다고 결론을 내렸다. 그들이 자신들의 논문을 "소수 의견"으로 인정한 것을 주목하는 것은 의미심장하다. 이 저자들은 진단을 선택할 때 숙련된 간호사들 사이에 불일치가 잦다는 것, 학제간의 대화가 저하된 것, 그리고 임상 상황에 맞는 적확한 언어가 결여된 것과 같은 난점들을 인용했다.

Kritek(1985)는 자신을 "간호진단의 진정한 신봉자"(p. 3)로 인정하길 거부하면서, Shamansky와 Yanni(1983)에 의해 확인된 것과 같은 담론에서의 취약점에 대한 몇 가지 지적에 동의했다. 그러나 Kritek은 자신들이 서술한 난점들은 과도한 부적절성의 표시라는 Shamansky와 Yanni의 주장에 대해서는 동의하지 않았다. Kritek의 견해로는 선정된 불완전성이 노력을 중단해야 할 사례를 뒷받침하지는 않았다. Kritek(1989)은 하나의 분류법은 불일치를 다루는 데 있어서, 분류법의 과학적 특성으로 인해 그 자체가 자기 교정적인 도구라고 주장하였다(p. 9). 과학적 탐구의 (이 경우에는 분류 과학의) 가치에 대한 이러한 가정은 무엇보다 분류법을 개발하기로 선택한 것이 적절한가라는 의문을 무시한다.

Fredette(1988)는 간호진단에서 인과개념과 관련한 불완전성은 실무자들이 간호 계획을 정하기 어렵게 만든다고 지적했다(p. 33). 그러나 Fredette는 이 불완전성을 주요한 문제로 보지는 않았으며, 이 불완전성에 대한 해결책은 실무적 접근법과 과학적 접근법 간의 더 많은 대화라고 말했다. 담론의 불완전성은 분명히 공식적인 조직에 의해 언급될 수 있었으나, 중요한 것은 그렇게 할 수 있는 권력은 임상가들이 아니라 협회에 귀속되는 것이다.

NANDA는 간호진단에 대한 서적들에 대해 공식적 판단을 내리지는 않지만, 개인들이 서적들과 논문들을 논평하면, 그 논평결과는 콘퍼런스의 회보에 출판된다. 서적에 대한 다른 논평은 〈*간호진단*〉에 실린다. 이 두 가지 출처는 상당히 비중 있는 공식적 출판물이기 때문에, 불완전성은 이런 방식으로 확실히 주목되고 판단될 수 있다. 진리를 표명할 수 있는 권리는 이 과정에서 더욱 공고해진다.

●——가치 혹은 정당화의 축

간호진단 담론에서 사용된 권력의 테크놀로지는 간호사의 권력신장과 향상된 환자 결과에 준거하여 담론 내에서 공공연하게 정당화된다. 예를 들어, Carpenito(1993)는 간호진단이 사실은 동시에 환자도 이롭게 함에도, 일부 저자들은 간호진단을 단지 간호사의 권력신장을 위한 방식으로만 보기 때문에 그것에 반대한다고 불평했다.

좀더 심층적인 수준에서 보자면, 훈육의 테크놀로지disciplinary technologies의 적용에 대한 정당화는 권력/지식이 그 실무자들에게 사회적 기능이라는 지위를 부여한다는 가정에 근거하며, 이 가정은 생체권력이라는 개념과 일치한다. 그래서 환자가 이것이 그 경우라고 믿든 안 믿든, 담론 자체에 의해 구성된 사람들의 추정된 이익을 위해 권력/지식을 적용하는 것은 사회적 요원의 책임이다. 훈육의 테크놀로지는 환자들의 완전한 참여가 없어도 간호사가 목표와 중재를 추동하는 것이 정당화된다고 가정한다(Allen, 1987b, p. 46). 다른 말로, 담론에 의해 환자들은 사회적 요원이 행사하는 정상화 전략의 자가누설적 목표물로 특정하게 구성된다. 사회적 요원으로서 간호사들은 그들만이 가지는 권력/지식의 적용을 요한다고 과학적으로 결정된 그 사람들의 삶을 향상시킴으로써, 자신들이 문명을 진보시킨다고 진정으로 믿는다.

제1회 콘퍼런스에서 진단은 ANA나 전국간호연맹National League for Nursing(NLN)을 통해서 공식적으로 인정되어야만 한다고 선언되었다 (Gebbie & Lavin, 1975, p. 4). 또 콘퍼런스 조직자들은 콘퍼런스를 위한 패널 발표에 대표들을 참여하게 함으로써, 몇몇 비-간호계 권위체(의사들, 의무기록 사서들, 합동위원회, 그리고 병원행정가들)로부터 승인을 받았다(p. 4-5). 그 후 NANDA의 권위는 간호계의 다른 권위에 의한 외적 인정이 불필요한 정도로 성장했다. 간호중재 담론과 같은 이 담론의 파생물들은 NANDA의 권력을 보여준다.

Creason(1992)은 특정한 간호진단이 정당화될 수 있는가라는 질문에 대해 답하기 위해 다음과 같은 환자의 임상 결과 기준을 제안했다:

1 그것들은 실제로 환자에게 일어난 것을 반영하는가?(타당성)
2 그것들이 충분히 정의되어서, 같은 단서를 관찰한 어떤 간호사도 같은 진단을 내리는가?(신뢰도)
3 그것들은 간호중재를 고안하기에 유용한가?
4 그것들은 간호사들에게 환자의 상태와 간호중재를 위한 방향을 분명하게 전달하는가?
5 명료성을 증가시키기 위해 각 진단은 서로 다른 것에 대해 충분히 독립적인가?
6 환자에게 유익할 것인가?
7 그것들은 의학진단과 연계하여 사용될 수 있는가?
8 현재 우리는 그것들을 지지할 수 있는 어떤 연구 근거를 가지고 있

으며, 그리고 앞으로는 어떤 연구가 필요한가?

다음의 질문들은 제기되지 않았다는 것을 주목하는 것이 중요하다: 병원 환경에서 일어나야 하거나 측정되어야 한다고 열거된 모든 기준들을 만들 수 있는 권력이 간호사들에게 있는가?

이 기준들은 사회적 요원으로서의 간호사의 정당화를 반영한다. 근본주의과학의 언어는 새로운 경험 영역에서의 서술과 행위가 정당화된다고 가정하는데, 이는 지식 생산이 무지에 대한 권력을 제공하기 때문이다. 억압가설에 따르면, 지식 생산은 가치를 배제한 지식을 제공함으로써 무지의 노예상태로부터 사람들을 자유롭게 할 수 있다고 가정된다. 그래서 과학의 언어를 사용하여, 조심스럽게 서술된 영역이 특정한 다른 학문의 영토를 너무 심하게 잠식하지 않는 한, 간호사는 "질병에 대한 인간반응"이나 "질병에 대한 인간반응에 관한 인간반응"에 대한 그들의 연구에서 혹은 서술하려는 관심을 가지는 다른 영역에 대한 연구에서 정당화된다. 잠식은 현재의 권력관계에 대한 저항으로 보일 수 있으며, 다른 학문과의 관계에서 긴장을 낳을 수 있다. 지금까지는 간호학과 어떤 다른 학문 사이에도 그런 일은 일어나지 않았다.

근본주의과학과 우리의 담론을 통해 담론적으로 창조된 전문직업적 행위 안에서 사회적 요원을 교육함으로써, 우리는 전문가주의의 용어를 사용하여 우리 자신의 육체와 우리 환자들의 육체에 대해 구성한 지식을 적용하는 데 있어서 정당화된다. 권력관계의 망이 이동할 때, 새롭게 구성된 사회적 상황에서 성공적인 모델을 흉내 냄으로써 사회적 지위가 체화될 수 있다.

■ 참여자 처벌에 대한 정당화

사회적 요원에게 체화된 학문의 권력/지식을 견고하게 하기 위해 전문가주의 모델의 방식으로 담론 참여자에 대한 통제가 가해진다. 간호학에 의해 제공된 정당화는 환자의 안전이라는 사회적 가치가 부여된 것이다. 정당화된 처벌의 예로 Carpenito(1993)가 간호학에서 진단 하나를 놓치는 것은 의학에서 그런 것처럼 업무과오로 생각되어야 한다고 믿었던 것을 생각해보자. 이 신념은 간호진단의 지배담론, 즉 의학담론과 일치한다. 그러나 이 신념은 "효과적인 모우 수유"나 "기능적 슬픔"이라는 간호진단과는 맞지 않는 것으로 보인다.

간호실무에 대한 ANA의 표준지침이 간호진단을 내릴 수 있는 능력에 편파적으로 근거한 것이기 때문에, 그렇게 하지 않았을 때 간호사는 소송을 당하거나 직장에서 해고될 수 있을 것이다. 더욱이 제1회 콘퍼런스에서 간호진단을 사용하는 것은 서로 다른 수준에 있는 간호실무를 구별하는 양상이 될 것임을 의미하였다(Gebbie & Lavin, 1975, p. 26).

참여자의 처벌을 위한 체계는 그래서 간호사를 고용한 개별적 경제 단위, 간호사가 실무를 하는 것과 관련한 협회와 법, 그리고 학생의 경우는 교육 기관으로 확인될 수 있다. 그래서 간호사의 육체에 대해 교정하고 정상화하며 그리고 처벌하는 체계는 그것을 적용할 수 있는 적소에 있다.

■ 다른 담론 금지에 대한 정당화

한 담론이 구성원, 영향력, 권력, 계기를 갖출 때, 그것은 헤게모니를 갖고자 하고 정의를 창조하고 그 자체와 경쟁하는 다른 담론들과의 차이를 드러내면서 의미를 구성하는 이데올로기를 견고화하기 위해 다른 담론을 불신하고 금지하려 한다. 과학적이고 전문가주의적인 접근법들을 전면적으로 수용하는 것은 우리 문화에서 높은 가치를 가지기 때문에, 간호진단에 찬성하는 논거가 힘을 얻는다. 이데올로기적인 "올바름"을 확신하는 지배담론은 권력/지식을 확립하기 위해, "그들에게 무엇이 최선인지 모르는" 어떤 집단이나 혹은 그와 같은 것에 대한 이익을 예증함으로써 다른 관점들을 배제하고자 한다.

간호진단의 담론은 이 모델을 따른다. 예를 들어, 1987년 〈*수술실간호사협회지* Journal of the Association of Operating Room Nurses(AORN)〉는 NANDA의 공식적 진단에 대해서만 *간호진단*이란 용어를 사용하고, 이에 맞추어 논문들을 편집해 주도록 요청받았다. 편집자들은 간호사들이 언제나 NANDA의 것과 같은 진단을 내리는 것은 아니라고 말하면서, 그 요청을 거부했다(Puterbaugh, Koralewski, & Falkenhagen, 1987).

Harrington(1988)은 "간호진단 영역에서 무작정 만들고 보자는 것은 간호계와 하나의 분류법 개발을 위협한다"(p. 94)고 말하면서, 교육자들이 진단을 NANDA의 목록만으로 제한해서 교육해야 한다고 제안했다. 그의 관점에서 보자면, 이 담론에서의 모든 의사소통은 NANDA를 통해 이루어져야 했다.

> 교육자들은 의사소통의 채널을 통제할 책임이 있고, 그래야 반응이 생산적이다. … 학생들은 혼동되지 않아야 한다. 그리고 창작적이고 사적이며 의사소통할 수 없는 진단을 사용함으로써 그들의 혼동을 가중해서는 안 된다. 그들이 모두 다른 언어를 사용한다면, 전국에서 간호대학을 졸업한 학생들이 간호진단에 대해 다른 사람들과 소통할 수 없을 것이다. (Harrington, 1988, p. 94)

이 예들은 다른 담론의 금지에 대한 NANDA의 막강한 영향력을 보여준다. Harrington의 인용문에서 분명히 나타나는 열정은 하나의 "목적"에 대한 자신만의 헌신을 보여주는데, 이는 정치적 운동과 같은 방식으로 표현된 것으로 보인다. 간호진단의 옹호자들과 한 종교의 신봉자들 간의 유사성은 이전에도 주장되었다(Kritek, 1985).

■ **의학담론의 영향력**

이 부분에서는 간호진단 담론의 내적 구조를 지배하는 세력이 의학이라는 증거를 제시할 것이다. 텍스트의 의도가 의학과 간호학의 차별성을 강조하는 것이든 혹은 유사성을 강조하는 것이든, 그 언어는 의학적인 것으로 남아있다. 의학과 간호학의 유사성과 차별성을 동시에 조명하기 위해 의학의 언어가 비교의 근거로 남아있다. 의학과 마찬가지로, 간호사는 진단하고 치료하고 결과를 측정한다. 의학과 달리, 간호사들은 그들 고유의 지식체에 근거하여 인간반응패턴을 진단하고 치료한다. 이 과정 전체를 통해 의학은 특권적인 다른 것, 즉 하나의 학문으로서의 간호학을 정의하는 관계에서 간호학의 비가시적인 이분법적 파트너이다. 다음과 같은 이유들이 간호진단 담론의 지배적 규정자가 의학이라는 것을 지지한다:

① **용어 선택**. 정의하는 행위가 권력의 이동이라는 것을 기억하라. 제1회 콘퍼런스에서 *진단*이란 용어를 선택함으로써 현 상태의 권력과 영향력에 도전하지 않고도 간호학과 의학의 유사성과 차별성을 동시에 유지하였다. 우리가 보아 온 것처럼 이런 접근법은 과학과 의학, 그리고 전문가주의라는 모델들을 차용함으로써 정당화될 수 있는 것으로 가정된다.

언어는 매우 정치적이고 권력 지향적인 활동이다(Levine, 1989). 제 3, 4회 콘퍼런스의 회보에서 간호진단을 사용하는 것에 대한 연구에 연구기금이 주어지지 않은 이유가 "'진단'이란 용어를 사용하는 것이 확실히 거북하게 느껴지고, 다른 학문에서 공포를 불러일으킬 것"(Kim & Moritz, 1982, p. 13)이기 때문이라고 추측되었다. Levine(1966)은 *간호진단* 대신 사용될 수 있는 *trophicognosis*라는 용어를 만들었으나, 이 용어는 전혀 대중화되지 못했다. 간호진단의 초기 정의에 반영되었던 환자의 욕구와 문제라는 담론의 영향력 역시 쇠퇴하였다. 그러나 반대에도 불구하고 *진단*이란 용어는 차용되었다.

간호진단에 관련하여 내려진 정의의 파생어들은 모두 의학적이었다. Derdiarian(1988)은 세 개의 다른 의학적 출처에서 나와 "간호학에 적용되었던"(p. 138) 진단이란 용어의 서로 다른 세 가지 정의들에 근거하여, 자신의 간호진단에 대한 정의를 유도하였다. Carlson과 동료들(1982)은 *웹스터 사전*에 나온 진단에 대한 정의의 3가지 서로 다른 요소들 가운데 하나에 근거하여 그들의 정의를 만들었다.

*치료*treatment와 *중재*intervention라는 용어들 역시 널리 표현되었다. Gebbie(Carlson et al., 1982에서 인용)는 "더 많은 간호사들이 자신들의 전문직업적 책임을 대상자의 상태를 진단하고 치료하는 과정으로 서술하게 되었다"(p. vii)고 말했다. Turkoski(1988)는 간호진단 담론이 종종 의학진단을 서술자descriptor로 사용하고(p. 143), 그 담론의 개념과 고안에서 의학적 명칭과 언어 그리고 모델(p. 144)을 사용한다는 것을 주목한다. *질환*disease이란 단어가 명백하게 부재한다는 것은 주목할 가치가 있다. *질환*이란 용어를 엄격하게 피하는 것과 함께, *진단*이란 용어를 강조하는 것은 "비-의사non-doctor"로서의 간호사라는 정의를 강화한다. 이러한 접근법은 영토 전쟁을 조심스럽게 피하면서, 그 과정은 모

방하는 것이다.

간호사가 무엇을 진단하는가를 정의하는 것과 관련된 논쟁은 간호에 진단 개념을 적용할 수 있는 가능성이 이미 확립되어 있음을 가정한다. 그래서 이 가정은 간호사가 진단을 내릴 것인가라는 근원적인 질문으로부터 간호사가 진단하는 것은 무엇인가라는 질문으로 주의를 전환시킨다.

간호진단 분류하기라는 선택 역시 의학담론을 반영한다. 간호진단의 특이화의 격자 혹은 분류법은 현존하는 분류체계와 맞물리도록 의도되었다. Gebbie(1989)는 건강관리에서의 주요 분류 체계를 국제 질환 분류법International Classification of Disease(ICD), 의학의 공통 절차 용어법Common Procedure Terminology(CPT), 미국 정신과학협회의 진단학과 통계학 편람Diagnostics & Statistics Manual(DMS), 병리학에서의 체계적 병리학 명명법Systematized Nomenclature of Patholo gy(SNOP), 그리고 의학의 체계적 의학 명명법Systematized Nomen clature of Medicine(SNOMED)이라고 서술하고 이를 요약했다. 그는 간호학의 어떤 분류체계도 현존하는 부호화 체계로 번역될 수 있어야 한다고 주장했다. "사용하고 있는 부호화 체계에 첨가하거나 이를 대치하고자 하는 어떤 누구도 그 변화에 대한 요구와 그것의 효능성, 둘 다를 보여주어야 할 것이다"(Gebbie, 1989, p. 49).

[2] **간호진단 담론은 징후학과 원인론의 모델에 근거한다.** 진단은 예를 들어, "불완전한 슬픔"(Gebbie & Lavin, 1975, p. 25)의 증상과 징후처럼, "증상과 징후"라는 점에서 조작적으로 정의될 수 있는 정의를 갖는 것으로 제1회 콘퍼런스에서 주목받았다. Gordon(1976) 역시, 증상과 징후란 점에서 간호진단의 "정의적 특성"을 설명한다. 간호진단 분류체계 개발의 중요성에 대하여 인용된 한 가지 이유는 그것이 "임상 간호에 역학적 원리와 방법의 적용을 허용한다"(Carlson, et al., 1982, p. 25)는 것이

었다. Carpenito(1983)는 *원인론적 요인*이라는 용어를 사용한다. 제7회 콘퍼런스에서 Fitzpatrick(1987)은 원인론 대신에 *영향 요인*이라는 용어를 사용할 것을 주창했다(p. 63).

McFarland와 McFarlane(1993)은 또 간호진단의 정의적 특성이라는 개념 대신에 *징후*라는 용어를 사용한다. 예를 들어, 간호사에 의해 진단되고 치료되는 하나의 진단으로 "자신과 가족을 위해 적절하고 영구적인 거주지를 안전하게 할 수 있는 능력 없음과 관련된 건강유지 변경"(McFarland & McFarlane, 1993, p. 23)이 있다. 이 상태의 정의적 특성 혹은 징후의 하나는 *부정확한 정보의 구술*이다. 부정확한 정보의 구술을 "자신과 가족을 위해 적절하고 영구적인 거주지를 안전하게 할 수 있는 능력 없음과 관련된 건강유지 변경"의 징후로 보는 것은 일상생활의 병리학화에 대한 좋은 예이다.

McFarland와 McFarlane(1993)은 또 *위험 요인*이란 개념을 "고위험"으로 진술되는 몇 가지 진단에 대한 표현에서 사용하였다. 증상과 징후는 물론 위험 요인의 사정은 간호진단 확인에서 중요한 요소가 되었다. 예를 들어, "활동 내구성: 고위험"에서 위험 요인은 좌식생활, 만성적 혹은 점진적 질환, 피로 혹은 허약함, 조절되지 않는 자세, 허용 가능한 기준보다 15%가 넘는 체중, 통증, 처방된 활동 참여에 대한 거절을 포함한다.

*위험 요인*이란 용어를 사용하는 것 역시 역학과 모집단에 근거한 통계학을 강조하는 것을 보여준다. 제5회 전국 콘퍼런스에서, Toth(1984)는 한 병원에서 다른 병원으로 옮겨왔으며, "지식결핍 때문에 치료를 불이행한 급성 당뇨환자"로 분류된 환자들에 대해, 그들의 체류 기간이란 점에서 통계학적으로 비교할 수 있는 기회를 간호진단이 제공한다고 격찬했다(p. 100). 그래서 모집단에 근거한 진단은 정당화되고, 불

이행이란 명칭은 이 병원에서 저 병원으로 개별 환자들을 따라다닌다. 억압의 잠재력은 권력 분석에서 논의될 것이다.

[3] **간호진단 담론은 병리학을 강조한다.** Fawcett(1990)는 NANDA의 체계가 병리학을 강조하고 외적으로 추동된 생의학적 관점에 근거한다는 것이 "사실"이라고 말하면서, 이에 대해 명확하게 반대하는 주장을 하였다. 그는 이러한 생의학적 관점은 부적절하며, 간호학 이론가들의 개념적 작업에서 나온 간호학적 관점으로 대치되어야 한다고 주장했다.

병리학은 또 *결핍*deficit이라는 용어를 선택함으로써 강조된다. NANDA의 진단은 결핍, 결함, 장애의 상태(Gordon, 1982a)와 기능 변경 혹은 기능적 패턴에서의 변경(Pridham & Schutz, 1985)을 명명한다. Diers(1986)는 결핍이란 단어가 결함defect을 의미한다고 지적했다. 그는 *지식 결핍*에서와 같이 간호진단 담론에서 결핍이란 단어를 특정하게 사용하는 것에 의문을 제기하면서, 어째서 지식이 결함일 수 있는지를 묻는다.

병리학을 과도하게 강조하는 것은 건강과 관련한 *진단*을 포함하면서 두드러지게 대비되었다. 이런 진단들 가운데 하나가 "효과적인 모유수유"(McFarland & McFarlane, 1993)라는 진단이다. Popkess-Vawter(1991)는 기능적인 슬픔, 적절한 개인적 대응, 증진된 대응, 활동 내구성, 그리고 효과적인 기도 청결과 같은 안녕-관련 진단을 더 많이 첨가할 것을 권고했다(p. 22). 안녕-관련 진단을 분류법에 배치하는 것은 불명료하다. 건강 상태가 진단이 되는 것은 1장에서 논의된 것처럼, 매니지드 케어의 시대에서 일상생활을 의학화하는 것과 일맥상통한다.

[4] **간호진단 담론은 질환모델을 강조한다**(Meleis, 1991). ICD는 제1회 콘퍼런스에서 연구된 분류틀들 가운데 하나였다. 그 콘퍼런스에서, 의학적 질환 분류(체계적 의학 명명법, SNOMED)가 간호진단을 서수적 분류체

계로 첨가할 수 있는 여지를 가진 유일한 것이라고 주장되었다(Gebbie & Lavin, 1975, p. 20). NANDA를 ICD에 포함시키는 것이 거부되었기 때문에(Webb, 1992), Clark와 Lang(1992)은 간호실무를 위해 그것의 일차적인 요소가 환자의 욕구, 간호 행위, 그리고 환자 결과로 구성되는 별개의 국제 분류를 권고했다.

5 **간호진단 담론은 생리학에 강한 편견을 가진다**(Webb, 1992). 제1회 콘퍼런스에서, 콘퍼런스 조직자가 병리학적이고 질환에 근거한 모델에 대해 생리학적 체계가 "불경을" 범하는 것과 같은 조처에 관한 반대를 기록하긴 했으나(Gebbie & Lavin, 1975, p. 5), 작업집단은 생리학적 체계에 따라 고안되고 배정되었다. 결과적으로 진단들은 작업집단의 조직을 반영하였을 것으로 짐작된다.

분류법1의 진단들 가운데 거의 반은 생리학적 기반을 갖는다(Fitzpatrick, et al., 1989). Carpenito(1993)는 이 생리학적 현상들 중에 일부를 간호진단이라고 부르는 것에 반대하며, 그는 그렇게 하는 것이 간호학적이라기보다 의학적인 책임을 지는 것이기 때문이라고 주장한다. 그는 또 중환자실 간호사들이 생리학적 간호진단이 부족하다고 불평한다고 기록한다. Carpenito는 이 간호진단들을 배반적인 합작의 문제들collaborative problems이라고 부르고, 일반적으로 중환자실 간호사들이 인간반응 문제를 다루는 것을 회피하기 위해 이 문제들을 강조한다고 한탄한다. Kritek(1985)은 간호진단에 대한 유일한 대안은 "의학적 패러다임에 퇴행적으로 적응하는 것"(p. 4)뿐이라고 주장한다. 그러나 중환자실 간호사에게, "과민성 쇼크의 치료에 대한 소위 의학적 모델은 우리가 20개의 서로 다른 간호진단을 내리는 것보다 환자를 더 잘 서술하는"(Curry, 1991, p. 124) 것이다.

제9회 콘퍼런스에서 분류법2에 대한 작업을 논의하면서, 중환자실 간호사들은 자신들의 실무에서 유용하다고 느낀 생리학적 진단이 삭제되는 것에 대해 실망했다(Carroll-Johnson, 1991, p. 51). 분류법2에 대해 작업을 하던 위원회가 했던 답은 그 진단들이 여전히 승인된다는 것이었다; 하지만 그 진단들은 독립적인 간호학적 판단을 나타내지 않기 때문에, 그것들은 분류법2에 대한 새로운 작업에 부합하지 않았으며, 제거되었다. 중환자실 간호사들은 그들의 실무와 의학의 실무와의 유사성을 강조해왔으며, 진단이 생리학적 언어를 여전히 사용하고 있었음에도 분류법2에 대한 작업은 그 차이를 강조했다.

⑥ **많은 간호진단들이 환자 상황에 적합한 것으로 보이지 않아도, 그 진단들은 임상상황의 간호실무에 적용되는 것으로 여겨진다**(Frank, 1990). 진단은 과학적으로 도출된 범주들과 간호사가 징후와 위험요인 인지에 근거하여 내린 임상적 판단을 통해 확립된다. 담론에 의해 구성된 문제를 진단하고 치료할 수 있는 지식은 교육과 경험 덕분에 간호사 내부에 존재하는 것으로 가정된다.

■ 경험・분석적 과학 담론의 영향력

의학담론은 근본주의적 가정을 가진 경험・분석적 과학에 근거한다. 질환은 역사적 구성물이나, 의학담론에서 질환은 그것에 대한 의학적 개념화와는 별개로 존재하는 실체로 여겨진다. 간호진단은 근본주의과학에 대한 의학의 참여를 모방한다.

과학에 대해 근본주의적 견해를 가진 가정들은 절대적으로 진정한 사실이라는 근본이 존재한다는 것과 과학적 활동의 본질이 가치에서 자유롭다는 것을 포함한다(Hekman, 1986)는 점을 생각해보자. 검토되지 않은 의학모델을 간호진단 모델로 차용한 것은 인간문제를 사회적 판단이라기보다 물화된 실체로 여기는 것을 당연시하는 가정을 영속화한다.

대부분의 간호학 연구자들은 지배적인 경험·분석적 패러다임을 적절한 질문에 대답하기 위한 도구일 뿐만 아니라, 전문직을 위한 모델이라고 약속한다(Dickson, 1993). Carpenito(1993)는 "간호계의 문제들" 가운데 하나는 간호사들이 알고 있는 것이 아니라, 그들이 행하는 것에 의해 서술되는 것에 만족하는 것이라고 주장했다. Carpenito는 기술자는 그들이 행하는 것에 의해 정의되나, 과학자는 그들이 알고 있는 것에 의해 정의된다고 생각한다(p. 92). 한편, Curtin(1978)은 간호학이 그것의 기능이 아니라, 그것의 철학에 의해 정의되어야 한다고 주장한다. 앎과 행함 간의 이러한 논쟁은 실무보다 지식에 높은 사회적 가치가 매겨지는 것을 반영한다. 간호진단 담론이 경험·분석적 근본주의적 입장의 가정에 근거한다는 증거는 다음과 같은 범주들로 분류된다:

[1] **환원주의**. 간호진단 담론은 환원주의적 가정에 근거한다(Tierney, 1987). 그 가정은 인간존재에 대한 개념화가 확인과 치료, 그리고 독특한 간호결과 측정을 용이하게 하기 위한 일련의 진단으로 "환원될" 수 있다는 것이다. 이렇게 하는 것은 사회적 맥락과 가치 판단이라는 번잡한 세상을 피한다. 간호진단에서 환원주의적 관점은 그것의 지각된 과학적 특성과 가치에서 자유로운 본질 때문에 가치가 부여된다.

예를 들어, Gordon(1982a)은 어떤 사람들은 간호진단을 위한 분류틀이 환원주의적이어서 간호실무의 전체론적 본질을 적절하게 반영하지 않는다는 입장이라고 보고했다(p. 40). Kim(1983)은 간호진단이 개별적인 인간의 "전일성wholeness"이라는 개념과 충돌하는 창작된 실체라고 덧붙였다. 그러나 Kritek(1978)은 간호진단을 "전체론적 통합holistic synthesis이 발생할 수 있는 지점"(p. 40)으로 보았다. 환자 경험의 많은 부분은 NANDA의 용어에서 분류되지 않았다(Pridham & Schutz, 1985).

Meleis(1991)는 진단을 "언어가 비밀스럽고, 인간존재의 복잡성을 표현할 능력이 없는 것"(p. 161)이라 불렀다. "진단 과정에 내재하는 명칭붙이기가 인간 존재를 서술하기에는 너무 제한적이라고 보는 간호사들의 수가 증가하고 있다"(Mitchell & Santopinto, 1988, p. 25). Gordon의 저서 출간 11년 후, McFarland와 McFarlane(1993)은 전체론을 결코 언급하지 않았다; 그들에게 *전일성*이란 용어는 영성spirituality이란 개념만을 의미했다. 분류법1과 그것의 분류를 조직하기 위한 틀로 사용된 Martha Rogers의 저서에서 나온 통일적 인간이라는 개념 간에 부합성이 부족하다는 것을 여러 저자들이 주장하였다(England, 1989; Gordon, 1987; Roy, 1984; Smith, 1988).

2 **결정주의**. 인과성의 엄격한 결정주의적이고 선형적인 관점이 담론에 의해 가정된다(Turkoski, 1988). 다원인 요인들이 사전에 발견 가능하고 명시 가능한 것으로 가정된다(Bircher, 1986; Gordon, 1982a, Fitzpatrick, 1987; Forsyth, 1984). 임상적 조우에서 계획된 행위로부터 측정 가능하고 예상되었던 결과가 나왔을 때, 간호학적 돌봄은 효과적인 것으로 정의된다(McFarland & McFarlane, 1993). 간호진단 담론에 의해 가정된 인간에 대한 결정주의적 관점은 간호실무에 대해 심각한 함의를 가지는데, 왜냐하면 이는 간호학이 경험·분석적 과학을 전문직업적 학문을 위한 최선의 기준으로 여기는 것을 반영하기 때문이다(Allen, 1987b).

예측에 대한 강조는 인과성의 선형적 관점을 반영한다. Carpenito(1993)는 간호진단이 예측적이고 과학적인 간호학적 돌봄을 제공한다고 주장한다; "좀 더 정확히 말하면, 우리는 환자들이 필시 무엇을 요구할 것인지 미리 알고 있다"(p. 94). Kritek(1985)에 따르면, "우리가 일단 현상을 분리시키면, 그것들을 서술하고 조작할 수 있으며, 선호되는 결과를 만들 수 있고, 다음에 우리가 원하는 효과를 볼 수 있다"(p. 6). "간호진단을 지지하는 이론은 간호사가 자율적으로 처리하는 현상에 대한 서술, 설명, 예측과 통제를 책임질 수 있어야 한다"(Wooldridge et al., 1993, p. 30).

결정주의는 제5회 콘퍼런스에서 있었던 Forsyth(1984)의 발표에 분명히 반영되는데, 거기서 그는 우리가 비록 인과성의 경험적 존재를 보여줄 수는 없으나, 사실상 관찰되고 있는 실체들 간의 상관성과 연관성, 그리고 관계를 말할 수는 있다고 주장한다(p. 71). 상관성, 연관성, 그리고 관계에서 인과성이란 가정은 통계학적으로 보장되지 않는다. 이 서술은 환자의 사회적 맥락에 대해 고려하지 않아도, 우리가 다루는 현상이 분리되고 확인되며 연구되고 유발될 수 있다는 것을 가정한다.

③ **본질주의**(Allman, 1992; Dickson, 1993). 본질주의는 단어들이 실재 세계에 있는 독특한 사물의 이름이며, 한 단어를 적절하게 사용하기 위해서는 그 단어의 적용을 정당화하는 어떤 일련의 불변적인 핵심적 속성들이 존재할 것을 요한다는 의심스런 가정을 말한다. 본질주의적 관점은 간호진단의 담론에 적지 않게 존재하며, 간호학에 심각한 함의를 가진다(Allen, 1986; Thompson, 1992를 보라).

제6회 콘퍼런스에서, Kritek(1986)은 분류학적 배열은 현상의 본질적 속성을 드러내야 한다고 강조했다(p. 23). Webster(1984)는 제5회 콘퍼런스 참가자들에게, 경험적 현상에 대한 본질주의 관점과, 분류틀이 관심 있는 현상의 본질이 아니라 우리의 고유한 관습만을 반영한다는 관점, 이 둘 가운데 선택하는 것이라면, "일종의 중도적 입장을 지지하는 것이 현명한 것으로 보인다"(p. 21)고 본질주의를 논의한 논문에서 충고하였다. 현명함도 중도적 입장도 더 이상 서술되지 않았다.

분류법이 "실체를 확인하고 분류하는 과학; 분류를 가능하게 하는 근거, 원리, 절차와 규칙에 대한 연구"(p. 136)라고 하는 Fleishman(1982)의 정의를 사용하면서, Porter(1986)는 분류법이 필연적으로 본질화하는 담론라고 주장한다. 비본질주의적 분류법은 계약적 정의stipulative definition, 즉 본질적이라기보다 실용적이고 기능적인 조처에 의해 작동할 것이다(Allen, 1986). 본질주의에 대한 비판적 인식은 제9회 콘퍼런스에서 Kerr(1991)가 발표한 글에 반영되는데, 그는 여기서 "한 요소의 본질은 항상적인 것이 아니다"(p. 7)라고 주장한다. 그래서 Kerr는 진단의 타당성을 위해 군집분석, 판별분석, 그리고 퍼지 집합 방법fuzzy set method과 함께 질적 분석을 포함하는 방법들을 서술한다(p. 12).

제1회 콘퍼런스에서 본질주의적인 분류법의 개발이 가진 몇 가지 잠재적 위험요소들이 지적되었는데, 이 요소들에는 모호하거나 중복되는 범주들, 그리고 간호현상이 하나의 본질주의적 방식으로 표준화되기가 쉽지 않을 논리적 가능성(Gebbie & Lavin, 1975, p. 14)이 포함되었다.

본질주의는 분류과학에 대한 여러 번의 콘퍼런스에서 있었던 발표문들에도 반영되었다(Bircher, 1986, p. 76; Gebbie & Lavin, 1975). Gebbie와 Lavin(1975)은 분류법이 "본질적인 속성들과 그것들의 관계"를 드러내는 방식으로 현상을 배열할 것이라고 강조했다(p. 13). 반면에 Diers(1986)는 "조작적 정의"가 "모호한" 간호진단의 본질적 속성을 명명할 것이라는 과학적 가정은 보장되지 않을 것이라고 경고했다.

Fleishman(1982)에 따르면, 실체들을 범주화하기 위해 분류법적 구조를 사용하는 목적은 그것들이 왜 그것들이 가진 그 속성들을 가지는가, 그리고 왜 그것들은 그 구조에 있는 다른 실체들과 유사하거나 혹은 다른가를 인과적 방식으로 설명하기 위함이다. Porter(1986)는 분류과학에 따르면 하나의 과정이나 상태는 하나의 분류군이 될 수 없다고 덧붙였다. NANDA는 예를 들어, *변경*이란 용어를 "다른 무엇인가로 변화되지 않고, 달라지거나 다르게 만들어지는 과정 혹은 상태"(McLane, 1987, 분류법1)라고 정의한다.

본질주의의 영향력은 간호 자체의 독특한 특성에 대한 정의를 강조하는 것에서도 역시 볼 수 있다. 간호진단은 종종 하나의 분과학문인 간호학을 위한 독특한 본질적 기준으로 인용된다. Kritek(1985)은 다음과 같이 주장한다; "간호진단의 생성과 분류는 간호학의 분리된 영역을 명료화하고, 간호학만의 고유한 책임을 표명하는 것을 목적으로 한다. … 구분되는 영역에서 사업을 하기 위해서는 동등성, 균형 잡힌 공평성이 요구된다. … 확실히, 간호진단은 협력을 배제하는 것이 아니라 강화시켜야 한다"(p. 4). 간호학이 진정으로 자율적이라면, 의학적 진단이 간호사들에게 그런 것처럼 간호학적 진단은 의사들에게 정보를 주고 유용한 것일 것이다(Levine, 1989). Logan과 Jenny(1990)는 간호진단이 오직 독립적 간호 기능만을 언급할 것을 제안했다. 1989년 ANA는 "간호사들이 행한 것을 명명할 수 있고 그 명칭에 대해 전산 코드를 부여할 수 있을 때까지, 우리는 독창적인 기술과 지식을 가진 하나의 전문직으로 보상되거나 인식되지 않을 것이다"(p. 3)라고 진술했다.

④ **실체의 물화**. 물화reification는 사회적 관계가 사람들 간의 관계에서 사물들 간의 관계로 변형되는 것이다(Hiraki, 1992, p. 131). 우리는 진단을 "가진" 개인에 대해 언급한다. 담론의 대상인 인간 반응은 사회적 구성체로 보이지 않는다. Kritek(1989)은 이러한 탈인간화의 효과를

간호진단 언어에 대한 "도전"이라고 말했으며, 그리고 Lindsay(1990)는 인간 반응을 진짜로 물질적인 것이라고 느꼈다. Watson(1990)을 인용하면서 Hiraki(1992, p. 19)는 인간과 건강관리 과정을 진단해야 할 문제로 보도록 격려하는 간호학의 지식개발은 문제와 과정에 인간 존재의 경험에서 분리된 법칙과 같은 지위를 줌으로써 그것들에 권력을 부여한다고 주장했다.

물화는 가치중립성을 가정하며, NANDA 콘퍼런스는 과학적 개념으로서의 간호진단의 가치중립성을 가정한다. 제6회 전국 콘퍼런스에서 Bircher(1986)는 "간호진단은 추상적 개념이며 중립적인 지적 도구이다. 그것이 목적을 성취하기 위해 적절하고 효과적으로 사용되는 정도만큼, 강력하고 건설적이거나 혹은 취약하고 파괴이다"(p. 73)라고 말했다. 반면에 Foucault에 따르면 어떤 테크놀로지도 중립적이지 않다. 어떤 훈육의 테크놀로지도 사람들 간의 관계에 관련하여 의도하지 않은 결과를 초래한다. Hagey와 McDounough(1984)가 주장한 것처럼, "간호진단의 지지자들은 사회적 맥락에 관계없이 범주를 무해한 것으로 보거나, 혹은 그들은 그런 범주가 생산하는 정치적 결과들을 자명하고 수용 가능한 것으로 간주한다"(p. 153). 도구는 발견 가능한 방식에 따라 그 자체의 용도를 구성한다. 물화의 권력적 함의는 중요하다. 환자들과 간호사들에 대한 억압의 함의는 권력 분석에서 논의될 것이다.

5 **간호진단 담론은 도구적 지식에 근거한다.** 이것은 "사람들에 대한 하나의 공식적인 접근법이며, 그 자체의 생명력, 연결된다기보다 분리되고 탈맥락화된 생명력을 가지는 '공식적인 지식official knowledge'을 통해 인간경험을 객관화하고 부호화하며 물화한다"(Watson, 1990, Hiraki, 1992, p. 19에서 재인용).

예를 들어, 제7회 콘퍼런스에서 Levine(1987)은 간호의 본질이 인간반응을 치료하는 것이라는 생각에 관해, 그가 "심각한 철학적 이슈"라고 부른 것을 제기했다(p. 51). 그는 이 견해가 행위자인 인간이란 개념을 고려하지 않고, 인간을 단순히 반응하는 의존적 체계로 혹은 중재를 위한 "목표물"로 가정하는 것이라고 주장했다(p. 52).

6 **간호진단담론은 자연과학을 이상적인 것으로 지지한다**(Dickson, 1993; Donaldson & Crowley, 1978; Jacobs & Huether, 1978; Kim, 1983; Silva & Rothbart; Street, 1992; Thompson, 1985). 예를 들어, Schilder와 Edwards(1993)는 간호 연구자들이 그들의 연구결과가 일반화될 수 있는지, 그렇다면 얼마나 일반화될 수 있는지에 대해 가장 많은 관심을 기울여왔다고 주장했다. Maas와 동료들(1990)은 "'과학계'에서 더 많은 연구기금을 얻고, 더 많이 진열되기 위해"(p. 30), 간호진단에 대한 연구를 엄격한 경험주의적 방법론으로 제한할 것을 주장했다.

자연과학이라는 이상은 분류과학의 용어와 절차를 선택한 것에도 반영된다. 예를 들어, Kritek(1985)은 우리가 요소들의 주기표로 분류법 개발을 생각한다면, 간호학이 분류 체계를 완결하는데 300년은 걸릴 것이라고 주장했다. 그럼에도 어떤 분류체계도 완결되지 않았다(Harrington, 1988).

자연과학이라는 이상은 간호학과 다른 학문들 간에 행해진 비교에서도 분명히 표현된다. Kritek(1985)은 간호학을 물리학의 양자이론, 화학, 행동과학, 그리고 사회과학과 비교한다. Carpenito(1993)는 결정상의 갈등 진단을 췌장염 진단과 비교하는데, 이는 그가 이 진단들을 과학적으로 서술 가능하고, 전문직이 그 처리를 책임질 수 있어야 하는 표준화된 치료가 가능한 객관적 실체들이라고 보았기 때문이다.

이상적인 것으로서의 자연과학은 의학담론에서 그런 것과 같은 방식으로 간호진단의 "자연주의naturalism"에서도 반영된다(Allman, 1992). 자연주의의 가정은 자연에 대한 인간의 지식과 별개로 객관적인 "자연"이라는 존재한다는 것을 포함한다. 자연은 문화와 사회 질서에 선행하여 존재하는 것으로 가정된다. 지식과 진리는 그래서 권력이나 도덕성과 별개로 존재하는 것으로 간주된다(Allman, 1992). 간호진단 담론은 인간반응의 범주들(담론의 대상)을 자연적이고 보편적인 과학적 실체로 취급한다.

자연과학은 진술의 스타일에도 역시 반영되는데, 이는 진단이 거의 대부분 양적, 근본주의적 과학 용어로 서술되기 때문이다. Clunn(1984)의 연구와 Logan과 Jenny(1990)의 연구는 질적 방법론을 사용하여 새로운 간호진단들을 만든 두 가지 사례들이다. 더욱이 제9회 콘퍼런스에서는 질적 연구가 간호진단의 연구를 위해 전도유망한 하나의 방법이라고 주장되었다(Carroll-Johnson, 1991).

자연과학은 또 지식을 구성하기 위해 담론에 의해 사용된 이론적 전략의 스타일(Tinkle & Beaton, 1983)을 지배하는 규정에도 반영된다. 예를 들어, 제1회 콘퍼런스에서는 분류법 개발을 위해 귀납적 과학적 전략과 연역적 전략, 둘 다가 제시되었다(Gebbie & Lavin, 1975, p. 37-56). 제시된 연역적 접근법에는 Maslow의 욕구 체계와 그 당시에 유행하던 다양한 간호이론들이 있었다. 귀납적 전략과 연역적 전략이 모두 오류 가능성이 있기 때문에, 어느 하나만 골라낼 수 없다는 주장도 있었다(Gebbie & Lavin, 1975, p. 56).

귀납적 접근법과 연역적 접근법에 대한 논쟁은 상당한 관심을 끌었다. McCloskey(1987)는 분류법1이 구체적인 것에서 추상적인 것으로 가는 귀납적 방법으로 만들어졌다는 주장을 내놓았다. Kim과 Moritz(1982)는 제1, 2회 콘퍼런스의 생산물(귀납적)과 제3, 4회 콘퍼런스에서의 간호사 이론가들의 작업(연역적)이 평행선을 그리게 될 것이라고 주장하였으나(p. 7), 그들은 그 전략들이 수렴되길 바랐다(p. 131). 제3, 4회의 회보에서, Gebbie(1982)는 제1회 콘퍼런스에서는 귀납적 접근법을 선호하는 구체적 결정이 내려졌으나, 이 결정은 간호사이론가들에게 상당한 좌절을 경험하게 했다고 주장했다(p. 9).

Kim(1983)은 NANDA가 귀납적 방법을 차용함으로써, ("통일적 인간"이라 불리는 틀의 차용에도 불구하고) 분류체계를 위한 특정한 이론적 지향의 문제를 완전히 간과하였다는 입장을 취했다. 그는 무이론적으로 남으려는 시도가 조작적 정의와 원인론, 그리고 정의적 특성을 제시함으로써 오히려 다이론적인 틀을 초래했다고 주장했다(p. 140).

7 **간호진단은 근본주의과학으로부터 구성된 표준에 근거한 표준화된 모델이다.** 이처럼 모델은 초보자의 상황에서 지식과 경험을 대신할 수 있고, 그래서 교육의 지침일 수 있다고 가정되었다. 가치 절하되거나 그리고/혹은 결코 평가되지 않을 돌봄이나 감수성과 같은 항목을 유발하는 측정하기 어려운 개념들은 제거되었다(Gordon, 1984). 몇몇 저자들에 따르면, 미리 결정된 표준에 근거한 돌봄은 사람들을 개별적으로 치료하지 못하게 하는 것의 원인이 된다(Bond, 1988; Niziolek & Shaw, 1991).

표준화된 지식체에서 나와서 특이적인 인간-환경 상호작용에 적용되는 명칭이 간호중재의 경험적 근거일 수 있는지는 분명하지 않다. 그런 명칭이 분류학적 분류를 감당할 수 있는지도 분명하지 않다(Porter, 1986, p. 138). 임상상황에서 표준화된 명칭은 창의성과 개별성을 제한하기 때문에 실무를 하는데 장애가 된다. 실지로 하나의 전산화된 간호진단 체계가 제시되었다: "표준화된 언어는 전산화되고, 진단과 중재 그리고 결과 간의 연결은 문서화와 실제적인 환자 돌봄에 대한 연구를 통해 발견될 수 있다"(Bulechek & McCloskey, 1990, p. 27). 소프트웨어는 환자자료를 받아들이고, 진단과 이에 관련된 치료를 산출하며, 환자 병원 기록의 일부가 된다(Hirsch & Chang, 1990).

Harvey(1993)는 ART-2의 신경망neural network이 간호진단을 결정하고 있는 숙련된 간호사와 일치한다는 것을 보여주었다. 그러나 1979년의 한 연구에서 Matthews와 Gaul(1979)은 학부학생과 대학원생 모두에서 간호진단을 내리는 능력과 비판적 사고 능력 간에 어떠한 관계도 발견하지 못했다. 임상적 자료에 근거하여 진단을 배정하는 것은 분명히 비판적 추론을 포함하지 않는다. Booth(1992)는 표준화된 언어가 가진 문제는 오직 하나뿐이라고 보았다: 간호사들은 "게으름이나 시간적 압박"(p. 3) 때문에 환자 요구의 단서를 놓칠 수 있을 것이다.

■ 전문가주의 담론의 영향력

의학모델을 모방하면서, 간호학은 미국문화의 전문가주의 담론에 참여하며, 이를 강화하고 그리고 반영한다. 의학은 일반적으로 전문직의 원형모델로 생각된다. Foucault의 용어로 하면, 그것은 실재에 대한 규범적 견해를 제공하고 대안들을 억제하고 흡수하며 대안들의 이데올로기를 합병하고, 사회적 역할 부전과 같이 이전에는 의학적인 것으로 생각되지 않았던 일상생활의 제 측면들을 의학화할 수 있는 사회적 권력을 가진다. 의학의 지위와 권력은 자연과학과의 제휴를 통해 상승되었는데, 의학적 지식이 여러 가지 이데올로기적 요소들을 포함하는 임상상황에서 사용된다고 해도, 자연과학은 그 담론이 그 자체의 이데올로기적 특성을 부인할 수 있도록 허용하기 때문이다(Street, 1992).

간호진단은 전문가주의 담론에 참여하는데, 과학과 전문직이 같은 외연을 가지는 담론들이라고 믿었기 때문이다(Dickson, 1993). 예를 들어, Carlson과 Craft 그리고 McQuire(1982)는 간호진단 운동이 간호사를 위해 더 위대한 전문가주의를 낳을 것이고 주장했다(p. x). Gebbie와 Lavin(1975)에 따르면, "어떤 사람들이 두 전문가들에게서 보살핌을 받을 때, 간호사들은 자신들이 의사들과는 다른 문제 때문에 환자들을 보고 있다고 주장할 수 있는 이유를 말하는 것이"(p. 1) 필요하게 되었다. 덧붙여서, 그들은 "그런 체계가 없다면, 간호사는 초보 실무자를 교육하고 연구를 설계하고 수행하며, 간호전문직 내에서나 건강체계 전반에서 간호학적 돌봄을 소통하는데 어려움을 계속 겪게 될 것"(p. 1)이라고 느꼈다.

제3회 콘퍼런스에서 Gebbie(1982)는 "분류를 위한 운동은 전문직과 과학적 성숙을 향한 운동과 연계되고, 그 각각은 각 다른 것에 의존적이며"(p. 12), 그리고 "장기적 목표는 완전한 전문직이 되는 것"(p. 13)이라고 주장했다. 특히 Carpenito(1993)는 과학적인 것을 전문적인 것과 동등하게 보았다. Toth(1984)와 Roberts(1990)는 전문직의 권력과 자율성을 위해 심지어 "간호학의 DRG's(진단명군Diagnostic Related Groups)"라는 개념을 옹호하는 것으로 나아갔으며, Roberts(1990)는 "간호진단이 전문직의 자율성을 성취하기 위해 어떻게 사용될 수 있는가"(p. 54)에 대해 논의할 것을 제안했다. 그러나 제7회 콘퍼런스에서 Gebbie(1987)는 의학모델(DRG' s)의 지불 모델에 근거하여 요금 체계를 패턴화하는 것은 진정한 변화가 없는 피상적 모방만을 반영할 뿐이라고 경고했다: "그것은 마치 그곳이 어디이든, 우리가 '가야할 곳'이 우리가 '그들과' 꼭 같이 지불 받을 때라고 말하는 것이다"(p. 39). 그는 특히 실제적인 실무에서의 어떤 변화도 반영하지 않는 직업적인 특수용어를 차용하는 것을 걱정했다.

Turkoski(1988)는 1950년에서 1985년까지의 간호진단에 대한 문헌을 분석하고, 전문가주의와 간호진단의 관계는 분명하지 않다고 결론지었다. Turkoski에 의해 분석된 것처럼, 두 가지의 충돌하는 입장들이 이 작업들에서 표현되었다. 첫째 입장은 간호진단이 전문직으로서의 간호라는 개념을 개발하는데 도구적이라는 것이다. 두 번째 입장은 간호의 전문직화는 특수한 간호 용어의 필요성을 낳는다는 신념으로 이루어진다. Turkoski는 이 두 입장들이 해결책 없는 담론을 지속적으로 부추긴다고 결론을 내렸다.

Foucault의 견지에서 보면, 간호진단 담론은 일상적인 인간 삶의 세세한 부분에 대해 권력/지식의 기반을 확장하는데 참여한다. 의학, 근본주의과학, 그리고 전문가주의 모델을 차용함으로써, 간호진단 담론은 정상화와 사회적 요원에 대한 고백, 그리고 일상생활의 의학화와 임상화에 가담한다.

권력 분석

이 부분에서는 간호진단 담론이 처한 권력관계의 망에 대한 분석을 제시한다.

●——환자에 대한 지배

간호사에 의한 환자 지배는 간호실무에 엘리트주의라는 인정되지 않은 가정을 통합함으로써 간호진단에 의해 확장된다. 간호진단 담론에서 나타난 임상적 조우는 사회적 위계제도와 권력의 모델에 근거한다.

간호진단 담론에 의해 가정된 사회적 기능 모델model of social agency은 간호사를 환자가 원하는 것이 아니라, 그 분과학문이 환자에게 요구된다고 결정한 것을 전달할 수 있는 권위자로 구성한다(Porter, 1992). 사회적 요원은 현 상태의 권력관계를 감시하고 유지할 임무를 가지며(Foucault, 1988), 만약 그렇지 않다면, 그 자신들의 교육과 과학에 대해 충실하지 않은 것으로 보일 위험이 있다. 이 임무는 현 상황이 어떠하든 그 상황에 대해 환자가 용이하게 적응하도록 해야 하는 간호의 목표에 분명하게 반영된다. 정상적인 환자의 역할은 명료하게 규정된 전문직업적 절차에 근거하여 사회적 요원에 의해 서술되고, 정의되며, 사정되고, 치료된다.

의학을 모델로 한 용어들(*간호진단* 처럼)은 환자들에 대한 간호사들의 지배 역시 증가시키는 의도하지 않은 결과를 가져온다. 간호진단 담론에서의 경우처럼 경험·분석적 전통이 경계를 넘어서 간호학적 돌봄의 실체를 위한 은유가 될 때, 그것은 간호사가 의도하지 않았을 특정한 방식으로 임상적 조우라는 현실의 틀을 다시 짠다(재-창조한다, 재-구성한다)고 Hiraki(1992)는 주장했다. "간호과정은 하나의 문제 해결 방법이지만 그것이 부적절하게 적용될 때, 간호사-환자 관계를 탈맥락화하고, 제도적 통제의 도구로 작용하며, 본질적으로 가부장적인 기술관료적 이데올로기를 영속화할 수 있는 권력을 가진다"(Hiraki, 1992, p. 129). 이 기술 관료적 이데올로기는 환자를 조작되어야 할 체계로 구성한다.

환자에 대한 지배는 또 과학의 통제에 근거한 언어에 의해서도 영속화된다. 예를 들어, 칠레의 생물학자 Maturana를 지지하면서, Wright와 Levac(1992)는 "진리의 서술"에 근거한 담론은 "한 사람의 의견을 진리라고 주장하면서, 다른 사람의 것은 변화되어야 한다고 고집하는" 것으로 정의되는 하나의 폭력행위라고 주장했다(Maturana, 1987, Wright & Levac, 1992에서 재인용). 저자들은 "간호사는 변화 동인change agents이 아니다; 그들은 누구도 변화시킬 수 없고 변화시키지 않는다"(Wright & Levac, 1992, p. 915)고 결론지었다. 병리학화한 언어의 지배 효과는 이행이나 불이행과 같은 이원성 혹은 이항성을 설정한다. 이 이원성은 환자의 격하된 지위를 강화한다. 만약 간호사가 간호진단이 환자들에 대한 폭력 행위라는 것을 믿는다면, 간호학은 Szasz(1973, Wright & Levac, 1992에서 재인용)가 "혐오의 언어"라고 불렀던 병리학화하는 언어를 제거하게 될 것이라고 Wright와 Levac(1992)은 주장한다.

또 간호진단 담론은 진단이 어떤 사람임을 의미한다고 가정함으로써, 환자에 대한 간호사의 지배를 영속화한다. 생의학적 접근법에서 나온 진단하기는 개인적 특질에서 결함을 진단하는 것이다. 이런 결함은—간호사들이 교육과 전문직업적 지위, 그리고 권력으로 인해 사회적 요원으로서 더 우월한 위치에 근거하여 판단하는 대처, 자존심, 적응, 지식 등등에서의 결함은—환자가 지키지 않고 살아온, 미리 정해져 있던 규범과 관련하여 발생한다(Diers, 1986). 간호진단의 이데올로기는 미리 결정된 학문적 규준에 따른 고백과 행위의 정상화를 통해 사회적 요원에 의한 지배를 지지하는 방식으로, 개인들을 그들 자신과 다른 사람들을 위해 구성한다. 이 가정은 개인이 문제의 원천이며 해결의 원천이라는 것이다. 치유의 책임은 전적으로 문제가 되는 환자에게 있다; 즉 만약 간호사가 처방한 것을 환자가 정확하게 이행한다면, 치유는 효과적일 것이다. 이와 달리 환자가 올바르게 이행하지 않으면, 간호사는 치유의 실패에 대한 어떤 책임도 없다. 대신 환자에게는 원래의 진단에 추가해 불이행이란 진단이 더해진다. 그래서 개인들은 그들 자신의 선을 위해 사회적 요원에 의해 조작될 수 있는 목표물, 희생자, 예측 가능한 체계로 구성된다.

예를 들어, Carpenito(1993)는 많은 미국인들이 슬퍼하고 있으나, 치료되지 않고 있는데, 이는 그들의 간호사가 그 슬픔을 확인할 수 없기 때문이라고 주장한다. 진단 모델에서 보자면, 아마 이 간호사들은 슬픔을 인식할 수 없을 것인데, 왜냐하면 이들은 슬픔이 무엇처럼 보이는 것인지에 대해 교육받지 않았기 때문이다. 이 이야기는 환자와 간호사의 사적 지식을 경시한다. 사실 간호사들은 슬픔을 경험하는 환자들과 함께 일을 하지만, 슬픔에 대해 "진단하기"를 서술하는 담론은 그것에 임상적 조우에서의 권력에 대한 가정을 초래한다. 슬픔을 "진단하고 치료하기"라는 개념은 슬퍼하는 사람의, 특히 "정상적으로" 진행되고 있지 않다는 말을 듣고 슬퍼하는 사람의 품위를 떨어뜨리는 것이다.

환자와 간호사의 사회적 영역에서 이미 존재하는 흔하디흔한 일상적 개념에 대한 이러한 신비화는 환자에 대한 간호사의 지배를 영속화한다. Carpenito(1993)는 불안이나 무기력 혹은 슬픔을 구분하도록 요구받는 것은 학생들에게는 어렵다고 주장한다. 이 주장은 간호학과 학생들이 그 단어들이 의미하는 것에 대해 어떤 생각도 아직은 없다는 것을 가정한다. 결과적으로, 학생들은 간호진단의 담론에서 나온 정상화의 진리를 지지하여, 이 용어들의 사회적 의미에 대해 자신들이 이전에 가졌던 견해를 모두 거부할 것을 요구받는 것이다. 다음에 학생들은 이와 같은 용어들에 대한 환자들의 이해에 상관없이 환자들에게 이 담론을 적용하도록 배운다.

죄책감이란 개념 역시 신비화의 또 다른 예이다. 간호진단 담론에서 죄책감과 슬픔과 같은 개념들에 대한 간호학적 정의와 해석, 그리고 적용은 간호사가 문제가 되는 상황에 처한 개인을 이해하기 때문이 아니라, 전문직업적 판단을 내릴 수 있는 교육과 사회적 지위 때문에 적절한 것으로 가정된다. 그 의미들은 무의미하고, 억압적이고, 사소한 것이 될 정도로 그렇게 일반화될 수 있다. "… 우리가 질병이나 질환, 스트레스나 기쁨과 같은 경험을 다룰 때, 부적확한 명칭은 현상의 위엄성과 그것에 참여하는 작업을 비하한다"(Diers, 1986, p. 30).

슬픔과 죄책감은 확실히 고무적인 탐구의 주제일 수 있으나, 경험・분석적 근본주의 과학에 근거한 탐구 방법을 인간에 적용하는 것은 필연적으로 권력/지식과 엘리트주의에서 나온 통제 전략을 조장한다. 간호진단 담론은 오직 향상된 사회적 지위와 권력이라는 전문직의 목표를 위한 것일 때만 이런 유형의 탐구의 가치를 인정한다. 결과적으로 환자에게는 환자 자신의 정의와 다르게 죄책감을 정의하는 진단이 주어지고, 치료는 이 결함, 이 결핍, 혹은 이 비정상성을 고치기 위해 표준화된 돌봄 계획을 따르게 된다. 결과 기준이 충족되었을 때 진단이 "해결되며", 그리고 간호사의 권력은 증가되지만, 환자의 권력은 감소된다.

Kritek(1985)에 따르면, "하나의 서비스 학문에 있어서 우리 대상자들은 그들에게 최선인 것을 발견해야하는 우리의 과학적 책무에 의존적이다"(p. 6). 개인적 특성에서 결함을 진단하는 것은 매우 권력적인 표현인 *그들을 위해 최선의 것을 발견한다*는 구절을 위한 모델을 제공한다. "일단 우리가 현상을 분리하면, 우리는 그것을 서술할 수 있고, 조작할 수 있으며, 선호되는 결과를 만들 수 있다; 다음에 우리는 우리가 원하는 효과를 낳을 수 있다"(Kritek, 1985, p. 6). 이것은 선호되는 결과를 가져오는 우리의 권력/지식의 목표물로 보이는 환자보다 높은 사회적 권위를 가진 지위에 간호사를 위치시킨다. 이 견해는 환자가 충분히 참여하지 않아도 간호사가 목표와 중재를 끌어내는데 있어 정당화된다는 것을 가정한다(Allen, 1987b, p. 46). 이러한 권력 전략은 정서적으로 그리고 경제적으로 의존적이고 맹종적인 대상자를 낳는다(Mitchell, 1991; Street, 1992).

Dickson(1993)은 전문가주의에 의해 고무된 간호진단 담론이 환자에 대한 표준화되고, 권위적이며, 기계적인 역할을 수용하는 것을 의미한다고 주장했다. 통제에 근거한 전략에 대한 강조는 불이행이라는 진단에 근거를 제공한다. NANDA의 이 진단은 좀 상세하게 고려될 것이다.

Wuest(1993b)는 간호학 문헌에서 이행compliance이라는 개념을 분석했다. 그는 이행 개념이 필연적으로 권력이 있는powerful 간호사와 권력이 없는powerless 환자라는 사고를 포함하지만, 이것은 가치 판단을 허용하지 않는 과학적 언어로 포장된다고 주장했다. 이는 어떤 하나가 다른 것보다 더 가치를 가지는 이행과 불이행이라는 이분법이 있다고 추정하는 것이다(Wright & Levac, 1992). 상태를 확인하고 치료하기라는 과제는 환자가 이행하지 않기로 선택한 치료의 가치에 대한 갈등을 모호하게 만든다.

이런 지배를 정당화하는 것은 억압가설과 일치하는 전문직의 사회적 기능 모델이다(Powers, 1999). 불이행에 대한 진단과 치료는 사회적 요원에게, 즉 환자의 행위를 정상화하고 이행을 그 결과로 산출하는 강압적 치료를 적용하는 간호사에게 자신의 의도를 고백하는 환자를 포함한다. 간호사와 환자는 둘 다, 이러한 권력/지식의 적용이 통제가 아니라 자유롭게 하는 것이라고 가정한다. 불이행이라 불리는 진단은 결과적으로 환자의 결정을 결함이라고 부르는 것이다. 사회적, 사적 결함을 치료하는 것은 사회적 요원의 과제이다.

●——종족과 문화에 대한 지배

백인의 비백인에 대한 지배와 미국의 백인 하부문화가 아닌 다른 문화에 대한 지배는 간호진단 담론에 의해 영속화된다. Geissler(1992)는 문화적 원인론을 가진 3가지의 간호진단들을 검토함으로써 이 주장을 지지했다: 1) 문화적 차이와 관련한 구어적 의사소통 장애, 2) 사회문화적 부조화와 관련한 사회적 상호작용 장애, 3) 환자의 가치 체계와 관련된 불이행.

Geissler(1992)는 이것들의 정의적 특성들 가운데 어느 것도 주요한 정의적 특성이나 사소한 정의적 특성에 대한 NANDA의 기준을 충족하지 못한다고 주장했다. 범주들을 축소함으로써 7개가 사소한 정의적 특성들로 수용 가능해졌다. Geissler는 "현재의 공식적인 간호진단이 부적절하다는 것은 환자들의 문화적 욕구에 … 반응하는데 있어서 무능력하다는 것을 반영한다"(p. 303)고 주장했다. Geissler는 "현존하는 NANDA의 정의적 특성은 이야기할 수 있는 능력이 없음에 대한 병리생리학적 원인을 언급하며, 이것들은 문화적/언어적 변동의 맥락에서는 부적절하다"(p. 305)고 결론을 내렸다.

Geissler(1992)의 조사에서 응답자들은 *장애*impaired라는 단어를 사용하는 것에 반대하며, 대신에 사회적 기능부전은 과학적으로 정의되는 것이 아니라 문화적으로 정의되는 것이라고 주장했다.

> 원래의 NANDA의 관련요인들은 그것들과 관련하여 돌봄을 계획하는 것이 불가능할 정도로 광범위하다. … 비효과적인 의사소통의 정의적 특성에서 나온 제안들은 환자가 아니라 간호사가 가진 인종편견으로 생긴 문제로 이해될 수 있다. (Geissler, 1992, pp. 306-307)

Coler와 동료들(1991) 역시, 브라질에서 사용하기 위해 간호진단을 번역하면서, 북미문화라는 연구기반에서 나온 문화적 차이로 인한 문제들을 확인했다. "NANDA의 진단적 분류 체계는 횡문화적으로 타당하며 의미 있고 유용한 관점에서 재평가되고 재고되며, 초점이 재조정될 것을 요한다"(Leininger, 1990, p. 24).

1991년에 Wake과 Fehring 그리고 Fadden은 자신들이 "간호진단의 특성을 정의하기 위한 다국적 조사"(p. 57)라고 부른 연구를 수행했다. 그들은 프랑스, 벨기에, 영국, 미국, 캐나다, 콜롬비아를 포함했다. 이런 매우 제한적인 표본임에도 불구하고, 예를 들어, 절망감hopelessness에 대한 어떤 공통적인 정의적 특성도 없었다. 불안의 공통적 특성은 공황과 신경과민이었다. 비효과적인 기도 청결의 유일한 공통적인 정의적 특성은 호흡곤란이었다. 저자들은 그들 연구의 제한점 가운데 하나가 정의적 특성을 확인하기 위해 선택된 간호사들의 진단에 대한 전문성이었다고 결론을 내렸다. 그들은 또 "불안은 하나의 공통적인 인간 반응이다. 그러나 반응의 양상은 문화에 영향을 받을 것이다"(p. 63)라고 결론을 내렸다.

인종적 표식에 근거한 지배 역시 간호진단 담론의 언어에 의해 영속화된다. 간호학과 학생들은 피부색과 같은 생물학적 표식에 의해 구별되는 인구집단에 대한 특정의 고정 관념적인 관점을 배운다. 간호학과 학생들은 "그들에" 대한 "우리의" 치료를 개별화할 목적으로, 아프리카계 미국인, 아시아계 미국인, 멕시코계 미국인, 아메리카 원주민을 고정 관념화하는 것이 문화적으로 민감한 간호학적 돌봄을 구성하는 것이라고 배운다(Allman, 1992; Powers, 1992b).

고정 관념적 관점을 사용하는 것은 어떤 집단의 다른 집단에 대한 사회적 지배를 영속화하는 데 기여한다. 젠더와 마찬가지로 인종은 우리가 사회적 상황에서 행하는 것이지 물화된 실체의 "본질적" 속성이 아니기 때문에, 그것은 명사가 아닌 동사로 여겨져야 한다. 이러한 견해는 본질화한 간호진단 담론에서는 어느 곳에도 나타나지 않는다.

"(무엇인가에 대해) 잠재적"이란 용어로 표현된 간호진단을 사용하는 것은 자민족중심주의로 갈 수 있는 지점에 대한 좋은 예이다. "폭력적인 흑인남성"이란 고정관념은 백인남성 환자에 비해 흑인남성 환자에 대해서 잠재적 공격성이란 진단을 더 빈번하게 내릴 수 있다. Fernando(1988)는 "반사회적 행위와 같은 도덕적 특성은 서구 정신과학에서 사용되는 정신병리의 진단적 범주에서 그런 것처럼, (가성)징후로 전환될 것이다"(p. 63)라고 주장함으로써 이 발언을 지지하였다. 유색인 환자들은 비-백인으로 신원이 확인되고 진단되며, 이와 동등시되는 전체적 행위의 집합체를 가지게 되었다(p. 63).

문화와 인종에 근거한 지배는 간호진단 담론에 의한 정상화 과정을 통해 지속된다. 간호진단은 가치중립적이라고 가정되는 지식에 과학적으로 근거하여 (이 경우에 경험주의적 표식에 의해 결정된) 권력효과를 가져오는 기능을 하는 정상화의 담론이다.

● 여성에 대한 억압

여성에 대한 억압이 간호진단 담론의 언어에 의해 영속된다. 예를 들어, 남성보다 여성은 더 자주 속임수를 쓰거나 우울하다고 진단된다고 제시되어 왔다(Allen, Allman, & Powers, 1991). Allen과 Allman 그리고 Powers(1991)의 연구는 여성들에게서 우울의 "위험 요인"을 산출하고, 심리학과 간호학을 위한 진단틀의 문제를 폭로한다. 인종적으로 확인된 특성과 비슷한 방식으로, 이 위험요인은 환자가 비-남성인 것에 있으며, 간호사에 의해 발견되고 치유될 수 있고, 환자에게 변화를 가져올 수 있는 것으로 가정된다.

의사의 시선은 객관적인 과학자(남성)의 그것으로 가정되고, 간호사의 시선은 사적이고 친밀한 것(여성)으로 가정된다(Street, 1992). 그러나 간호진단 담론은 객관적 과학이라는 남성으로 젠더화된male-gendered 의학 전문직 모델에 근거한다. 그래서 사적이고 친밀한 것은 간호진단 담론에서 인정되지 않는다; 사적이고 친밀한 것은 간호사와 환자, 둘 다에서 가치 절하된다. 간호진단 담론에 대한 사회적으로 남성화된 전문직 이데올로기의 효과를 이해하는 것은 자신들의 실무에서 간호진단 언어를 사용하는 것에 대한 일부 여성 간호사들의 저항을 설명한다. 그 언어는 모호한(Webb, 1992), 혹은 "노골적으로 어리석지 않다면, 거만한"(Curry, 1991, p. 124) 것으로 다양하게 이야기된다.

맥락 의존적인 상황을 지향하지 않는 진단에 대한 연구(Allen et al, 1991)는 "자연스럽게 남성적인" 혹은 "자연스럽게 여성적인" 것으로 정의되고, 고로 이어서 가치가 부여되거나, 절하된 행위에 대한 서술을 낳는다(Tannen, 1990). "전문가주의의 이데올로기는 현실을 왜곡하여, 그것을 '정상적으로' 그리고 '자연스럽게' 보이게 하는 방식으로 은폐, 물화, 유물론 그리고 가부장제를 통합한다"(Turkoski, 1992, p. 152). 간호진단 담론에서, 행위는 누군가가 선택할 수 있거나 선택할 수 없는 담론 주체의 위치로서 논의되지 않고, "여성들이 존재하는 방식"으로 논의된다. 진단은 여성적 경험의 집합을 가치 부과적인 정상화 개념들로 범주화한다. 간호사에 의해 "부적절한 대응; 개인적" 혹은 "역할 성취 장애"를 가진 것으로 진단된 여성들은 그 진단들을 만든 연구를 비판하려 하지 않고 치료받고자 할 것이다.

경험 · 분석적 전통에서 나온 이 진단들에 대해 더 연구했더라면, 성역할 기능부전이란 간호진단을 위해 더 많은 기준을 양산했을 것인데, 이는 진단되고 있는 여성들이 여성적인 것으로 확인되어 온 기대를 충족하지 않을 것이기 때문이다. 그래서 여성 간호사와 여성 환자 양쪽 모두 그들 자신의 행위와 상호작용에 대한 정상화된 가부장적 서술에 휘말리게 된다.

계급에 대한 지배

계급에 대한 지배가 간호진단 담론에 의해 영속된다. O'Neill(1992)에 따르면 계급주의는 다음과 같이 정의된다; 1). 경제적 계급에 근거하여 결과적으로 차별을 낳는 고정관념 만들기와, 2) 사회적으로 주변화된 다른 집단에 대하여 지배문화의 입장에서 계급에 근거한 모델, 목표, 전략에 가치두기(p. 140).

간호학의 교육적 엘리트주의가 의도하지 않은 결과 하나는 백인 중산층 유산자 계급이란 배경을 가지지 않은 사람들에게 긴장을 낳은 것이다(Carnegie, 1991). 간호진단이라는 가치 부과적인 체계 내에서의 교육과정은 더 낮은 계급을 위한 서비스라는 사회적 지위에 전문직 간호사의 문화를 위치시키는 전문가주의 이데올로기에 대한 집착이라는 결과를 가져왔다(Rodgers, 1991). 간호진단 담론에서는 간호사가 교대 근무를 한다거나, 타임리코더에 출퇴근 시간을 찍어야 한다거나, 노동조합에 속한다는 것에 대해서는 어떤 언급도 하지 않는다. 이러한 상황은 서구 문화에서의 주변적 집단의 경험을 평가 절하한다.

간호진단을 사용하는 것은 그것이 미국 경제의 자본주의적 기반에 대해 가정된 가치를 강화한다는 점에서 계급주의적이다. 간호진단에 대한 문헌 어디에서도 이 진단들 가운데 어떤 것의 원인론은 불공정하고 억압적인 경제 체계일 수 있다고 언급되지 않는다. 간호진단과 치료의 목적은 현재의 역할 기대에 환자를 적응시키기 위한 것이지 그것을 변화시키기 위한 것이 아니다. 적응할 수 없거나 적응하려 하지 않는 것은 다른 진단이 제시될 수 있는 근거가 되며, 그것의 가장 흔한 유형은 "기능부전"이나 "지식 결핍으로 인한 불이행" 혹은 "부정"이다.

자본주의에 가정된 가치의 예로 무기력powerlessness이란 진단과 집과 직장이 없는 사람들에 대해 그것을 적용하는 것을 생각해 보자. 무기력이란 상황은 모든 사람들이 권리를 가지는 사안에서 정상적 상태가 변경된 것인가? 결과적으로 그들에게 주어질 중재는 직장인가 집인가? 혁명을 지지하기 위해 노동계급의 손에 생산 수단을 쥐어 주는 것인가? 미국 경제에서의 억압적 관계에 대한 인식은 없다. 대신에, *무기력*이란 진단은 "자신의 행위가 결과에 유의한 영향을 주지 않을 것이라는 지각; 어떤 상황이나 즉각적인 사건 발생에 대한 통제 결여의 지각"(McFarland & McFarlane, 1993, p. 505)이다. 중재는 다음과 같은 것들을 포함한다: 환자에게 자신과 질병에 대한 느낌을 표현할 기회를 제공하기, 가능하다면 언제나 환자를 (예를 들어, 룸메이트나 의복의 선택) 의사결정에 참여시키기, 건강관리팀과 파트너십을 느끼도록 격려하기, 질문할 수 있는 환자의 권리를 강화하기, 자기 감시를 지도하기, 관련된 학습 자료를 제공하기, 현실 인식을 드러내고, 필요하다면 정보를 주거나 잘못된 정보를 교정함으로써 명료화하기, 그리고 건강팀의 다른 구성원들과 효과적으로 의사소통을 하도록 돕기(McFarland & McFarlane, 1993, p. 508).

분명히 이 전략들은 통제에 근거하여 환자에게 오직 사소하고 환상적인 선택과 피드백만을 주는 것이다. 환자의 무기력이 경제적 상황과 관련되었을 때, 이 중재들은 경제적 불평등을 무시하고, 집이 없고 직장이 없는 사람들의 억압을 영속시키면서, 집이 없고 직장도 없는 사람들의 관심사를 더 사소한 것으로 만든다.

경제적 상황을 포함하여 그 상황이 얼마나 참을 수 없는 것인가에 상관없이, NANDA의 문헌에서는 간호중재가 현재 상황에 대한 환자의 적응을 포함한다는 것을 과도하게 강조한다. 만약 간호사가 언제나 특정 환자의 극단적 상황에 대한 적응을 지지하지 않는다면, 그것은 분류법이나 그 과학의 유연성이 아니라 개별적 간호사의 과도한 동정심을 반영하는 것이다.

무기력이라는 진단에 대한 공식적 결과 기준은 다음과 같은 것들이다: 1) 환자는 상황과 결과를 통제한다는 느낌을 말한다. 2) 환자는 적절한 역할 기능과 대응 기술을 보여준다. 그리고 3) 환자는 적절한 무드를 보여준다(McFarland & Wasli, 1986). 다시 말해, 경제적으로 불우한 경우에 이 결과들은 품위를 떨어뜨리며 억압적이다. 그래서 사회적 요원의 역할은 기정사실인양 설명되지 않는 현실과 같은 억압적 경제체계 내에서 적절한 무드와 역할 기능을 개발하도록 돕는 것을 포함한다.

● 의학의 간호학에 대한 지배

의학에 의한 간호학 지배는 간호진단 담론에 의해 강화되는데, 이는 이 담론이 "자연스럽고" "정상적인" 것으로 가정되는 전문가주의의 과학적 위계제인 의학 모델에 근거하기 때문이다. 간호사들은 "[의학적] 지식의 형식과 이 지식이 생성된 패러다임, 둘 다를"(Street,

1992, p. 8) 차용한다. *진단*이란 용어는 의학과 우리의 온정주의적 권력 관계에 기초한다고 주장되어 왔는데, 이는 이 용어가 의학으로부터 간호학을 분리시키면서, 동시에 의학의 이미지로 간호학을 정의하기 때문이다(Kobert & Folan, 1990; Mitchell, 1991).

그래서 간호진단의 담론은 지배 집단의 모델을 고수함으로써, 간호사의 하녀 지위(Todd, 1991)를 강화한다. 순진하게도 Roberts(1990)는 간호진단과 간호 DRG's를 사용하는 것이 간호사들과 의사들의 협력 더 촉진할 것인데, 왜냐하면 의사들이 간호진단 순회에 참여하게 될 것이기 때문이라고 주장했다(p. 55). 그러나 1993년의 의사와 간호사 간의 협력관계는 1800년대에 그랬던 것보다 훨씬 못하였다(Pillitteri & Ackerman, 1993). 의학과 간호학의 구조적, 사회적 권력/지식 관계의 역사적으로 복잡하고 밀접한 특성을 부인함으로써, 간호진단 담론은 간호학에 대한 의학의 지배를 지속시킨다.

●——학자의 실무자에 대한 지배

간호진단 담론은 실무 간호사들에 대한 학자들의 지배를 영속화한다. 역사적으로 간호학이 전문직의 지위를 성취하는 것은 간호학적 지식과 기술의 질서에 대한 통제를 성취하는 것보다 더 적절한 목표로 여겨져 왔다(O'Neill, 1992). 간호진단 담론은 실무의 통제를 개별 간호사로부터 학문적 영역으로 이전시켰다.

제5회 콘퍼런스에서, 실무 간호사들은 간호사이론가들이 개발한 간호진단 분류를 위한 개념적 틀에 대해 응답해 줄 것을 요청받았다. 그 응답들은 잠재력을 인정하는 것에서부터 거부하는 것까지로 분포되었다(Kim & Moritz, 1982, pp. 264-272). 실무 간호사들이 가장 흔히 했던 논평은 개념적 틀을 사용하여 간호진단을 문서화하는 데 소요되는 시간과 부적절하게 정의된 "통일적 인간"의 특성을 언급하는 것이었다.

그래서 모든 간호사들에게 공통적인 목표는 전문직이라는 목표와 실행 조건으로 분리되었다. 실행 조건은 간호진단 분류법에 거의 관련이 없는 것으로 생각되었다. 이것은 학자들과 실무 간호사들 사이의 분열을 일으켰다. 간호학 엘리트들에 의해 지지된 이데올로기는 전문직을 대결적인 집단들로 분열시킬 수 있는 가능성이 있다(Gamer, 1979).

교육 이데올로기와 실무 이데올로기 사이의 긴장은 실무 간호사들이 간호진단 담론에 접근하는 방식에서 볼 수 있다. 예를 들어, Thompson(1985)은 실무 간호사들이 종종 경험적 텍스트를 역설적으로 적용한다고 주장한다: 즉 그들은 노동계급 여성들에 대한 선이해를 가지고 진단이란 과제에 접근할 것이지만, 또 지적 전문직에 대한 갈망이라는 편견을 가지고 분류법을 적용할 것이다. 실무 이데올로기는 산업적, 관료주의적 모델이라는 견지에서 임상적 조우의 시공간을 구조화한다.

간호진단 담론은 전문가주의적인 의학적 과학 모델이라는 점에서 임상적 조우를 구조화한다. "간호실무가 공식화된 이론과 테크놀로지의 향상에서 기원하고, 이에 따라 정교화된 것으로 설명되는 한, 침상을 지키는 간호사는 그것에 그 어떤 특별한 부담도 가지지 않았을 것이며, 아마 원하지도 않았을 것이다"(Maeve, 1993, p. 6). Thomas와 Newsome(1982)은 "70년대 이후 간호진단은 여러 가지 간호학 교과과정의 일부이었지만, 이론과 실무 사이에는 여전히 간격이 존재한다"(p.183)고 덧붙였다. Turkoski(1988)는 "특정 간호진단이나 실제적인 대상자 돌봄에 대한 간호진단의 효과를 정당화하는 것을 보여주는 간호연구의 증거는 불충분하다"(p. 144)고 주장하였다.

1975년부터 간호진단에 관여해 온 Carpenito(1993)는 간호진단을 반대하는 사람들의 유형을 두 가지로 확인했다; 그것에 대해 아무 것도 모르면서 알려고도 하지 않는 유형의 반대자들과, 그것이 불필요한 전문 용어이며 일만 더 많이 하게 할뿐이라고 단순하게 생각하는 다른 유형의 반대자들. Carpenito는 실무 간호사들이 여전히 간호진단을 사용하기를 주저한다는 것을 인정하지만, 간호진단 사용이 어려운 것에 대한 해결책은 더 많은 연구라고 주장한다.

한편, Schilder와 Edwards(1993)는 학자들이 연구결과의 적용이라는 짐을 실무 간호사들에게 떠넘기고, 그들이 내켜하지 않는 것을 교육과정으로 치료하는 것은 부적절하다고 주장한다. 더 많이 연구하고, 더 많이 실무연수를 하며, 혹은 이데올로기적 관점을 더 많이 교육적으로 주입하는 것이 이런 내키지 않음을 치료할 것 같지는 않다(Wiebe, 1991 참조).

실무 간호사가 간호진단에 대해 가지는 어려운 점 가운데 하나는 담론이 구체적인 것보다 일반적인 것에, 개별적인 것보다 표준적인 것에 더 높은 가치를 부여한다는 것이다. Dickoff와 James(1986)는 자신들의 1971년 논문에 대한 1986년의 논평에서, 그들이 학자들과 실무간호사 간의 넓은 간격으로 보았던 것을 이어주기 위한 방법으로 제시했던 상황-생성 이론에 대한 자신들의 생각을 회고했다. 그들은 두 가지 선택만을 인식했다: 실무는 상황-생성이론에서 유도된 지식체(간호진단처럼)에 근거할 수 있을 것이며, 그렇지 않으면 실무는 순간적인 변덕으로 남을 것이다.

제8회 전국 콘퍼런스에서 Dickoff와 James(1989)는 학자들과 실무 간호사에 관해 연설했다. 그들은 간호진단 "운동"을 위해 세 가지의 "회복"이 필요하다고 밝히고, 특히 "간호진단 운동에서 누가 통제적 발언권을 가지는가, 실무자들인가 학자들인가"(p. 101)라고 물었다. 그들은 통제권을 실무자들에게 돌려줄 것을 권고했는데, 그것은 "사용자들이—사용자로서의 바로 그 역할에서—개념 개발자나 창조자로도 간주된다는 것이 분명하지 않기"(p. 101) 때문이었다. 그래서 이 저자들은 간호진단 운동 "회복"의 한 부분을 학자들에 의한 더 많은 연구 준비가 아닌 실무 간호사의 용어로 표현한다.

●——건강관리체계에서 간호학의 지배

간호진단 담론에 따르면, 건강관리환경에서 간호학을 위해 적절한 전문직업적 목표는 의학과 동등한 권력과 지위이다. Harrington(1988)은 간호진단 담론의 언어를 사용하여, "간호진단의 궁극적인 목적은 [환경에 대한 간호학의] 적응을 성취하는 것이다"(p. 94)라고 주장한다. 고로 간호학의 환경은 변화될 수 있는 것으로 생각되지 않는다. 간호학의 과제는 간호진단을 사용하여 그것이 존재하는 현 상태의 건강관리환경에 그 자체를 적응시키기는 것이다. Carlson과 동료들(1982)은 "간호진단을 지속적으로 개발하고 분류하는 도정에 있는 그 어떤 장애물도 전문직 자체를 위태롭게 한다"(p. 16)고 주장한다. "정치적으로, 간호진단은 전문직 실무를 향상시키기 위해 이전의 다른 어떤 과학적 운동이나 전문직업적 운동, 혹은 교육적 운동보다 더 많은 것을 한다"(Fitzpatrick, 1990, p. 102). Woolley(1990)는 간호진단이 간호학의 진흥을 위해 가장 중요한 발전이라고 주장했다.

Thompson(1992)에 따르면, 1970년대와 80년대의 간호학은 건강,

간호, 인간, 환경이라는 표상들을 구축했다. 이 구성물들은 특권적인 백인 간호사들이 비즈니스와 의학에 의해 지배받는 건강관리에서 권력 이슈에 대해 언급하지 않으면서, 그들 자신의 위치를 보장하기 하기 위해 성취한 것이었다. 건강관리체계를 지배하는 집단의 담론적 실천에 대한 가치 판단이 없는 모방으로 자율성과 독립성 그리고 자기 규제의 권리가 향상될 것이라고 믿었다. 그러나 만약 이것이 가능했다면, "호흡기치료사, 물리치료사, 식이요법사, 그리고 진료보조자와 같이 간호학보다 더 늦게 생긴 전문직의 모든 구성원들이 더 높은 임금과 확고한 전문직 지위를 추구해 나아가면서, 어떻게 이 고통스런 말을 모면해왔겠는가?"(Curry, 1991, p. 124). "의사들은 수년간에 걸쳐 간호사들에게 '의학적' 과제들을 점진적으로 양도하는 데 있어서, 어떤 정체성 위기도 겪지 않았다"(p. 126). 간호학의 지속적 억압에 대한 증거는 간호진단 담론에서 무시된다.

"돌봄 대 치료care vs. cure" 논쟁은 간호진단 운동을 포함하는 더 큰 운동의 일부였다. 돌봄에 대해 강조하는 것은 의학에 대한 간호학의 관계로부터 간호학을 완전히 분리하고자 하는 것이었고, 질환 개념을 간호학이 언급한 것은 심각한 실수가 되었다. "퇴행적 의학 패러다임"(Kritek, 1985)이라 불리던 것이 질환 치료를 간호사들이 경멸하면서도 모방하는 행위로 만들었다. 권력 이슈를 무시하고 의학과의 관계에서 "잘 피해가기"의 전략을 수용하는 것은 그 이슈들을 인정하길 거부함으로써 건강관리체계에서 간호학의 지배를 영속화하는 것이다. 참여자들이 간호진단 언어에 의학적인 것을 사용하지 못하도록 하는 것이 우세한 의견으로 의결되었으며, 그것은 "격렬한 정치적 사업"(Kritek, 1985, p. 5)이었다. Meleis(1991)에 따르면, "그것들[간호진단들]이 간호학의 임무를 명백하게 한다거나, 간호사들 간의 그리고 나머지 다른 건강관리팀과의 의사소통 증진에 기여한다는 어떤 증거도 없다"(p. 161).

가치 판단이 없는 과학에 근거한 인정되지 않은 엘리트주의적 가정 때문에, 간호진단을 위한 전문가주의적인 의학 모델은 건강관리 체계내의 자율성에 대해 가능한 어떤 전략 중에서도 가장 자기 패배적인 것이다(Street, 1992).

> 우리는 의학 모델을 흉내낼 정도로, 간호 실무에 독특하고 적절한 분류 체계를 개발하는 것이 우리를 다른 건강 전문직과 구별해주고, 우리 자신의 권리로 과학자로서의 우리의 인식을 보장하며, 우리가 더 높은 수준의 실무를 성취하는 것을 돕고, 개별 간호사에 대해서만이 아니라 하나의 분과학문으로서의 간호전문직에 대해도 중요한 다른 목적들을 진전시킬 것이라고 믿도록 부추겨졌다. (Douglas & Murphy, 1990, p. 17)

같은 논문의 뒷부분에서, Douglas와 Murphy(1990)는 "간호 전문직이 간호진단에 대해 너무 많은 희망을 걸고 있으며," 그리고 "그것은 현실적 수준을 넘어서는 부풀려진 기대"(p. 20)라고 경고했다.

저항의 실천

간호진단 담론에 의해 지속된 억압에 대한 저항은 간호사와 환자를 포함하는 개별적 간호실무의 경우에서, 혹은 더 큰 집단의 맥락에서 야기된다. 병원 상황에서의 간호사의 저항은 학생의 저항과 다르며, 또 환자의 저항이나 학자의 저항과도 다르다.

권력/지식에 대한 저항의 실천을 확인하고 권력/지식을 지지하는 실천으로부터 그것을 분리하기 위해, "누가 이 담론으로부터 이익을 얻는가"라고 묻는 것이 도움이 된다. 저항의 실천에 대한 분석 역시 비판적 학문으로 불리어 왔으며, Thompson(1987)은 이것을 "간호학의 사회적 현실에서 제도화된 권력 관계 혹은 지배 관계에 도전하는 사고와 행위의 패턴"(p. 28)으로 정의한다.

여기서 인정된 저항의 담론들은 구체적 상황에서 간호진단 담론의 억압적 권력 효과에 저항할 수 있는, 구성된 잠재적 주체성subjectivities을 나타낸다. 이 담론들이 본질적으로 그리고 저절로 저항 담론이 되는 것은 아니지만, 개별적 상황에서 저항의 주체성을 제공할 것이다. 지배적인 간호진단 담론에 대한 저항적 실천의 흡수 역시 논의될 것이다.

억압과 마찬가지로 흡수co-optation는 의식적으로 결정된 권력관계의 전략이 아니다. 과학적 이데올로기에서 지배 담론에 소수 의견을 편입시키는 과정은 진리 진보의 일부로 보인다. 담론 분석가에게 이 과정은 억압가설을 통해 권력/지식의 영향력을 확장한다는 주장을 지지하는 것이다. Street(1992)는 조작과 소극적 저항, 그리고 지배에 대한 공개적 비판과 같은 다양한 형태를 취하는 실무의 저항을 확인하였다. 간호학적 실무는 구어 문화이기 때문에, 이 학문에는 이원문화주의가 있다. 무엇인가를 쓰는 것은 근무 교대가 진행되는 방식으로는 너무 느리다. 구술 보고는 중요한 정보를 얻는 것이기도 하고, 다른 간호사들에게 전해주는 것이기도 하며, 때로는 가십의 형태이고(Laing, 1993), 경멸적인 방식으로는 여성에게서 확인되는 매우 가치 절하된 이야기하기의 형식이기도 하다. 그러나 서면화 작업은 의료기록체계에 의해 요구되며, 이는 종종 근무교대가 끝났을 때만 수행된다.

일부의 실무 간호사들에게 간호진단은 학자들에 의해 그들에게 강요되는 것으로 보이는 간호학 서면 문화의 일부이다(Mitchell, 1991). 간호실무의 이데올로기로부터 야기된 저항적 행위는, 예를 들어, "문서 작업을 하지 않는 것"이나 기껏 해봐야 마지못해 하는 방식으로 행하는 소극적 형태를 취하는데, 왜냐하면 간호사가 간호진단을 사용하여 환자 돌봄을 조직하고 있다고 하는 것은 말하기가 쉽지 않기 때문이다. 간호학의 학술적 문화는 이런 소극적 저항을 간호사들이 그들의 행동과 결정에 책임질 수 있을 정도로 준비되지 않은 것으로 해석한다(Carpenito, 1993).

학자들과 행정가들은 때로 서면 문화가 구술 문화보다 더 우수하다고 가정한다. 그들은 간호실무를 추상적 수준에서 체계적으로 분석하기에는 구술 문화가 한계가 있다고 본다(Street, 1992). "공식적인 명료한 진술은 의미가 꼭 들어맞아야 하며, 해석의 뉘앙스가 묵시적인 이해를 낳는 그런 방식을 허용하지 않는다"(Gordon, 1984, p. 246). 제도적인 "격려"가 없다면, 실무 간호사가 간호진단을 사용하는 것은 결코 흔한 일이 아닐 것이다(Thomas & Newsome, 1992).

간호사 행정가들은 전산화된 간호진단이 풍부한 관리 자료의 원천이 될 것이라는 의견을 표현한다(Mehmert, Dickel, & McKeighen, 1989). 반면에, 실무 간호사들은 그들이 간호교육에서 배운 것임에도 불구하고, 추상적 수준에서의 체계적 분석에 가치를 두지 않는다. 그들의 저항은 소극적이고 비조직적이다(Street, 1992, p. 269).

간호학의 구술 문화에서 생긴 간호진단에 대한 저항의 실천은 사람들 간의 구어적 의사소통의 상호주관적인 의미와, 그리고 공유하고 지지하며 양육하고 상호작용하며 배우고 가르치는 의사소통의 효과를 강조하고 이에 가치를 두는 것을 포함한다. 의식고양 집단은 간호사들이 자신들의 구술 문화에 가치를 부여하고 권력 관계를 비판하며, 다른 사람의 이야기를 편집하고 이를 통해 배울 수 있는 전략들을 개발하도록 돕는다. Street(1992)는 간호사가 변형적이고transformative 저항적인 행위를 할 수 있도록 권력이 신장될 것이라고 주장했다. 구체적이고 맥락화된 임상 상황에서 전문성의 담론discourse of expertise은 간호사가 간호진단 운동에 대한 저항을 표현하기 위해 사용할 수 있는 말하기 위치와 언어를 제공한다.

저항 전략의 원천으로 개발될 수 있었던 실무 이슈의 공식적 흡수 역시 축이란 개념으로 예시된다. 제9회 콘퍼런스에서, 축은 분류법2의 진단과 일치되어야 한다고 제시되었다(Carroll-Johnson, 1991). Hoskins, Fizpatrick, Warren, Avant, Carpenito, Hurley, Jakof, Lunney, Mills, 그리고 Rottkamp(1992)는 이를 정당화하는데, 이들은 간호학 커뮤니티가 간호실무를 책임지기 위해 간호진단을 내릴 수 있는 능력에 도전해왔다고 주장하였다. 제기된 이슈는 축이 되고, 축은 "인간상태의 차원들을 서술한다"(p. 117).

간호진단 체계에서 축을 사용하는 것은 일반화된 지식과 임상적 구체성, 두 가지 다를 제공하는 분류 가능한 실체를 형성하면서, 저항의 담론적 실천을 지배모델로 흡수하려는 시도를 나타낸다. 결과는 담론 내에서 긴장을 야기하고, 간호실무의 구술 담론으로부터 개별성에 대한 강조를 흡수함으로써 근본주의과학의 통제 전략을 확장할 수 있도록 전면적으로 지지하는 것이었다.

페미니스트 담론은 간호진단 담론의 지배 효과에 대해 저항의 담론적 실천을 형성하기 위해 사용할 수 있는 대안적인 말하기 위치와 언어를 준비할 수 있는 강력한 후보이다. 간호학은 일반적으로 페미니스트 담론을 평가 절하하며(Dickson, 1993), 특히 간호진단은 페미니스트 담론을 회피한다. 예를 들어, McFarland와 McFarlane(1993)은 *페미니스트*라는 말을 전혀 언급하지 않았다. 간호진단에 대한 어떤 연구도 페미니즘과 관련한 전국 콘퍼런스에서 발표되지 않았다.

전문직에 대한 의학모델을 따름으로써 백인 중산층 간호계 지도자들은 전통적으로 여성 집단과 그들의 인연을 단절해왔으며, 오히려 전문직 집단과 유대했다. 1908년에 여성들이 투표할 수 있는 권리를 지지하는 결의안에 대해 ANA는 그런 일에 어떤 의견을 가지는 것은 전문직업적이 아니라는 이유로 거부했다. 이 입장은 헌법 제19조의 수정조항이 통과하기 바로 전인 1915년에야 바뀌었다. O'Neill(1992)은 헌법의 동등권 수정조항Equal Rights Amendment(ERA)에 대한 ANA의 입장은 훨씬 더 나빴으며, NLN은 결코 공식적으로 ERA를 지지하지 않았다고 말한다(p. 143).

Street(1992)에 따르면, 간호진단 담론은 억압자를 닮고자 하는 열망을 반영하며, 그는 이 억압자를 의학이라 부른다. 그는 간호진단을 자유주의 페미니즘의 예라고 말하는데, 여기서의 강조점은 여전히 억압적인 체계 내에서의 동등한 권리이며, 참여를 백인 중산층 이성애자인 여성들만으로 제한함으로써 체계 자체의 변화에 대해서는 강조하지 않는다(p. 52). 간호진단에 대한 페미니스트 비판은 담론의 젠더화된 특성과 성차별적 결과를 지적하는데 기여할 것이다(DeMarco, Campbell, & Wuest, 1993). 포스트모던 페미니즘의 언어를 사용하는 것은 간호진단 담론 사용에 내재한 권력관계를 해체할 수 있는 언어를 제공할 것이다.

권력관계와 의식고양 집단과 같은 전략을 포함한 페미니스트적인 연구 실천을 주장하는 포스트모던 페미니스트 담론은 간호진단의 권력관계를 비판할 수 있는 위치를 서술하고, 행동 전략을 제시할 수 있는 잠재력을 가진다. 더욱이 포스트모던 페미니스트 담론이, 예를 들어, 돌봄 담론이나 전문가의 실무 담론보다 간호진단 담론으로 흡수될 가능성은 더 적어 보인다. 이는 포스트모던 접근법이 지식 생성을 위해 바람직하다고 보는 것이 남성 중심적이고 과학적인 전문가주의 모델의 것과는 반대되기 때문이다.

● 저항으로서의 윤리적 실천적 도덕성 담론

윤리적 담론은 근본주의관점을 가정하는 담론에서는 가치가 절하되는데, 이는 그 지식체 전체가 그것의 구성이나 적용에 있어 가치에서 자유로운 것으로 가정되기 때문이다. 한편, Bishop과 Scuder(1991)를 인용하면서 Maeve(1993)는 일반적으로 간호학의 지배적 의식은 도덕적이고 사적이며, 이는 전문직업적이고 기술적인 것에 반대되는 것이라고 믿었다(p. 10). Levine(1989)은 모든 간호 행위가 도덕적 요소를 갖는다고 주장했다. 간호문헌에서 윤리학과 실천적 도덕성이라는 주변화된 담론들은 이 접근법이 간호학에 권위를 부여할 수 있다고 주장한다(Dickson, 1993). 이 담론들은 간호진단의 억압적 권력관계에 저항하기 위해 개별적인 실무자들, 학자들, 행정가들에 의해 사용될 수 있는 말하기 방법과 행동하기 방법을 제시할 수 있을 것이다.

억압적 권력관계에 저항하는 이야기하기의 방법을 제공하는 하나의 예로, Mitchell(1991)의 간호진단에 대한 윤리적 분석을 생각해 보자. Mitchell은 간호진단의 진단적 과정이 인간적 고통을 낳는다고 주장했다(p. 99). 그는 간호진단을 사용하도록 강요받는 것은 간호사를 윤리적 갈등에 빠뜨리며(p. 102), 그들의 실무에서 인정받을 수 없는 스트레스와 고통, 그리고 긴장을 일으킨다고 주장했다. 윤리적 분석 접근법에 대해 더 많이 노력한다면, 간호실무에서의 더 많은 윤리적 딜레마 사례를 제시할 수 있을 것이다. 이런 접근법은 간호실무에 내재한 권력관계를 무시하지 않는다.

●——저항으로서의 환자옹호

환자옹호 담론은 실천적, 도덕적 관점과 관련되며, 간호진단의 억압적 권력관계에 대해 저항적 실천을 제공하는 이데올로기적 주체성을 야기할 수 있다. Porter(1992)는 간호진단과 같은 간호학 지식체를 획득함으로써 사회적 기능을 성취하려는 간호학의 시도가 간호사의 옹호자 역할에 모순된다고 주장했다. 그는 특히, 이 억압적 상황이 환자들과 그 가족들의 목소리의 가치를 더욱더 저하시키는데, 왜냐하면 그들이 지식의 원천이 아니라 중재의 목표물로 고려되기 때문이라고 주장했다.

환자의 옹호자가 되는 것은 환자와 그보다 더 권력적인 사회 체계를 중재하는 것이다. 간호진단은 간호학을 권력적인 사회체계 내에 더 확고하게 위치시키고, 환자 상황과 관점에서는 더 멀어지게 하여, 환자 옹호를 더욱 어렵게 만든다. 간호사는 환자를 위해 옹호하지만 그보다 더 자주 의사들을 환자들로부터 옹호하는데, 왜냐하면 그들이 삶의 더 많은 부분을 의학화하는 것에 대해 같은 의무를 공유하기 때문이다.

저항 전략의 출처로서 옹호는 대안적 간호행위를 구성하기 위해 사용될 수 있는 언어와 행위를 제공한다. 간호학은 기아, 폭력, 홈리스, AIDS, 빈곤, 아동 권리, 일차건강관리와 같은 이슈와 관련하여,

병원 환경을 넘어 전세계적인 토대에서 옹호해야 할 도덕적, 실천적 근거를 가지고 있다(Dickson, 1993, p. 81). 간호학은 정보를 환자들이 이해할 수 있는 말로 옮길 수 있는 재능을 고무할 수 있으며(Curry, 1991), 임상적 조우에서 환자의 목소리를 받아들임으로써 일반적으로 건강관리 체계에서 대중적이지 못하거나, 혹은 심지어 간호사 자신의 관점과 일치하지 않을 수 있는 결정에 대해서도 지지를 보낼 수 있을 것이다.

●——저항으로서의 노동조합 담론

권력에 대한 이야기의 출처인 노동조합주의 담론은 간호진단의 담론에 의해 평가 절하되는데, 왜냐하면 그것이 전문직업적이고 과학적인 이데올로기의 일부로 보이지 않기 때문이다. 반노동조합주의는 간호학의 계급주의에 호소력이 있고, 가능한 저항 전략의 원천으로부터 간호사를 분리한다(Allen, 1987a). 의학을 모델로 한 전문직을 추구하면서, 백인 중산층 간호계 지도자들은 여성 집단이나 노동조합과의 연계를 제거하고 남성 전문직 집단과 유대하면서, 남성이나 과학에 근거한 것이 아닌 힘strength의 모델을 제공할 수 있는 유대로부터 그들 스스로를 고립시켰다(Allen, 1987a). 간호진단 담론에는 노동조합의 언어가 없으며, 간호사들 대다수의 노동이 "교대 근무"라는 것에 대한 어떤 논의도 없다.

노동조합의 담론과 전략을 사용하는 것은 간호진단과 관련된 억압적 권력관계에 저항할 수 있는 말하기 위치를 형성할 수 있는 잠재력을 가지는데, 이는 노동조합의 이야기가 이미 계급에 근거한 억압을 인정하기 때문이다. 계급에 근거한 억압을 인정하는 간호사는 간호진단 담론의 적용 결과로 인해 그러한 경우의 억압을 인정하기가 더 쉬울 것이다. 노동조합주의 담론은 임상적 조우에서 전문직화한 간호진단의 영향력에 대해 전도유망한 대안적 이데올로기의 원천이다. 핑크칼라 직업인 간호직의 비전이 임상적 조우에서 환자에 대한 간호진단의 억압적 효과에 저항하는 실천을 제공할 수 있다.

●——잠재적 저항 담론으로서의 권력신장과 사회 활동

Roberts(1983), Hedin(1986), Skillings(1992) 그리고 Ricci(1993)는 모두 간호사들이 억압받는 집단이라고 주장하면서, 수평적 폭력과 침묵의 문화처럼 이를 보여주는 행위의 예들을 서술한다. 간호학은 여성으로 젠더화되기 때문에, 이것은 오랜 억압의 역사를 가진다. 예를 들어, Reverby(1987)를 인용하면서 Ricci(1993)는 미국의 간호계를 형성하기 위해 사용된 위계제도와 책임성, 그리고 훈육의 모델이 빅토리아 시대의 가족뿐만 아니라 군대에서도 도입되었다고 주장했다.

간호사들이 억압받는 집단으로 기능을 하기 때문에, 간호계 내외에서 그들이 억압적이라고 생각하는 것에 저항하기 위해 사용하는 기술은 지배에 대한 공개적 비판을 반영하지 않는다. 구성된 이원적 개념화는 정신적인 것 대 육체적인 것, 그리고 씌어진 것 대 말해진 것을 포함한다. 간호사들은 의학과 같은 간호학 외부의 힘에 의해, 그리고 그 분야 내의 학자들과 행정 간호사들에 의해 억압받는다고 느낀다. 간호진단은 간호실무에서 또 다른 억압적 조건이라고 생각된다. 억압받는 집단의 레퍼토리에 포함되는 저항의 기술은 대개 소극적이고 간접적이다. 그래서 간호사들은 간호진단 담론에 침묵하기와 꾸물거리기, 그리고 불평하기로 저항한다.

간호사들이 대안적인 말하기 위치의 원천으로 권력신장empowerment의 전략을 사용하는 것은 그들이 고양함에 따라, 간호진단 지배의 개별적 실천에 저항할 수 있는 전략과 과정, 그리고 언어를 간호학에 제공할 수 있을 것이다. 권력신장이란 개념은 사람들이 그들의 권력을 인식하게 되는 것을 의미한다(Lather, 1991). 권력신장은 어떤 사람이나 어떤 집단이 다른 사람이나 다른 집단에 대해 사용하는 하나의 전략이 아니다. 한 사람은 다른 사람의 권력을 신장할 수 없으며, 행위의 방향은 내부로부터 일어난다. 권력신장의 언어를 말하면서, 간호사들은 그 환경에서 간호진단에 대해 집단적 저항을 할 수 있도록 작업장에서 의식 고양 집단을 조직할 수도 있을 것이다. 권력신장의 언어를 말하면서 개별 간호사들은 환자와 함께 하는 자신들의 작업을 간호진단의 언어를 사용하지 않고도 정당화할 수 있을 것이다.

그러나 이러한 저항의 잠재적 원천으로부터 야기될 수 있는 권력 신장적인 사회적 행동주의는 간호진단에 의해 쉽게 흡수된다. 간호에 의해 치료될 것이라고 주장된 다음의 진단을 보자: "자신과 가족을 위해 적절하고 영구적인 거주지를 안전하게 할 수 있는 능력 없음과 관련된 건강유지 변경"(McFarland & McFarlane, 1993, p. 23). 이 상태의 징후의 하나는 "부정확한 정보의 구술"이다. 이러한 환자 상황의 정치적, 경제적, 그리고 권력적 측면은 무시된다. 부정확한 정보를 표현하는 것은 건강유지 변경에 대한 하나의 "징후"이다. 적절한 거주지 준비를 목표로 하는 사회적 행위와 관련된 가능한 어떤 담론도 진리를 말할 수 있는 환자의 능력에 대한 사정으로 전환된다.

그래서 권력신장의 이야기는 어떤 사람 혹은 어떤 집단이 사회적 기능에 저항함에 있어, 그 자신들의 권력에 대한 지식으로 다가가는 "과정"이 아니라, 사회적 요원을 위한 하나의 "과제"를 언급하는 것으로 쉽게 흡수된다. 흡수될 때, 그것은 환자의 "권력을 신장하려는" 간호학의, 연구 대상자의 "권력을 신장하려는" 연구자의, 혹은 학생의 "권력을 신장하려는" 교육자의 과제가 된다(Mason, Becker & Georges, 1991; Paker & McFarlane, 1991). 이러한 "치료로서의 권력신장" 모델에서는 환자들이 더 이상 치료에 대해 불평하지 않을 때, 그리고 사회적 요원인 간호사가 현명하다고 생각한 선택을 할 때, 그들의 "권력이 신장되었다"고 생각된다. 간호진단의 경우, 간호진단의 지지자들은 간호사가 실무에서 그 담론을 사용할 때 간호사의 "권력신장"이 지지되는 것으로 본다(Carpenito, 1993). 그러나 앞서 제시된 것처럼, 권력신장의 정의는 권력이 신장된 간호사가 간호진단 담론을 사용하지 않으리란 것을 의미한다.

권력신장은 복잡한 담론이다. 공중보건간호사는 같은 사례에 대해 권력을 신장하는 전략과 위압적인 전략, 둘 다를 수행하는 것으로 확인되었으며, 종종 중재에 사용된 개념들을 해결하는 데는 무능력했다(Zerwekh, 1992). 그러나 억압에 저항하기 위한 저항의 잠재적 원천으로서의 권력신장은 더 많은 저작과 논의를 통해 널리 지지될 수 있을 것이다.

●—— 저항으로서의 환자의 목소리

환자의 목소리는 간호진단 담론에서 완벽하게 부재하는 것으로 밝혀졌다. 환자는 그 담론에 의해 담론 참여자로서가 아니라, 중재의 목표물로서 구성된다. 환자들의 개인적 차이는 담론에 의해 표준화 가능한 연구 변인들로 취급된다. 환자는 집담회에 참여하도록 초대되지 않으며, 참작될 수 있게 진단을 제출하도록 요구받지도 않는다. 환자라는 패널에게는 검토할 수 있는 진단이 제시되지 않는다. 환자는 그 담론에서 적절한 자리를 가질 수 있도록 결코 허용되지 않는다. 그들은 그 담론의 시선의 대상이다; 그들은 그 시선에 참여하지 않는다.

환자의 목소리는 담론 내에서 청해질 수 있거나, 혹은 임상적 조우에서 간호진단의 억압적 효과에 대해 저항을 표명할 수 있는 잠재력을 가진 주체성으로 보일 수도 있다. 그러나 이 위치로 청해지기는 어려울 것인데, 왜냐하면 많은 환자들이 억압가설을 믿고, 임상적 조우에서 특히 그들이 "건강하지 않다"고 확인되었을 때, 억압받는 위치를 받아들이기 때문이다. 임상적 조우에서 권력관계의 격자는 단순히 환자에 대한 간호사의 그것보다 더 복합적이다. 다른 말로 하자면, 환자의 목소리는 찾기 힘들지만, 들을 필요가 있다.

간호진단 담론이 작용하는 권력관계는 복합적이다. Turkoski(1992)는 인종차별주의, 성차별주의, 계급주의를 포함하는 남성적인 전문직의 이데올로기를 여성이 모방하는 것은 여성인 우리 자신들에 대한 비하라는 의도하지 않은 결과를 가져오며, 이는 교육, 인종, 계급, 젠더와 관련하여 직업에서의 수평적 폭력과 위계적 압력을 유발한다고 주장했다. 그 이데올로기를 남성으로 젠더화되는 것으로 이해하는 것은 다른 (남성적인) 전문직과의 유대를 지지하여 직업 밖의 여성들의 이슈를 거부한 ANA와 같은 상황을 이해할 수 있게 한다.

결론

이 담론분석의 결론적 주장은 다음과 같다:

1 간호진단 담론은 사회적 지배의 조건들에 의존적이며, 그것들을 재

생산하고 확장한다는 증거가 있다. 그 담론은 과학, 정상성, 사회적 요원의 역할이란 개념들을 사용하며, 개인들을 그들 자신과 다른 사람들을 위해 위계적 범주에 따라 억압적인 방식으로 구성한다. 그 범주들은 인종, 젠더, 그리고 계급과 같은 경험주의적 표식에 의해 결정되며, 의도적 구상에 의한 것은 아니나 체계적인 방식으로 자율성과 책임성을 제한한다.

2 간호진단 담론은 증거로 포함될 수 있는 것을 제한하고, 임상적 조우의 구조와 기능으로 수용 가능한 목소리의 투입을 과학적 간호의 전문성을 가진 사회적 요원으로 제한하며, 그래서 예를 들어, 환자와 환자 가족의 목소리를 배제한다는 증거가 있다.

3 간호진단 담론은 근본주의적 가정을 가진 경험·분석적 과학의 지배에 호소함으로써, 권력의 작동이나 권력에 대한 저항과 관련한 논의를 억압하고, 이 지배를 전문직의 사회적 지위와 동일시한다. 이는 간호실무에서 주체의 잠재적인 말하기 위치와 같은 경쟁하는 담론들 간의 긴장을 조성함으로써, 실무 간호사들이 억압받는 집단으로 행동하는 것을 영속화한다.

간호진단의 개발 시기에 이용 가능한 모델들은 현재의 간호학적 사고에서는 다른 전통들과 갈등을 일으키는 남성과 권력에 근거한 구성체들로 제한되었다. 가치에서 자유로운 권력/지식이란 가정에 근거하여, 간호진단은 미국에서 광범위한 영향을 미치며 심각한 결과를 초래한다. 이 주장들에 대한 증거가 제시되었다. 잠재적인 저항의 담론 역시 제시되었는데, 이는 간호진단의 억압적 효과에 저항하는 구체적인 실천을 표명할 수 있는 말하기 위치를 제공한다.

담론분석은 간호학 탐구에서 중요한 접근법으로 생각될 수 있으며, 이는 엄격하게 말해 간호학에서 다양한 담론들의 근간을 이루는 문제가 되는 개념들이 경험적으로 근거하지 않기 때문이다. 오히려 그 개념들은 가정과 권력관계에 관련된 개념적이고 담론적인 것이다. "텍스트에 대한 담론분석은 단순히 서술이나 내용분석이 아니다; 오히려 그것은 상식의 수준을 넘어서는 비판적이고 반성적인 것이다"(Cheek, 2000, p. 42). "담론분석은 해석적이면서 설명적이다"(Titscher, Meyer, Wodak, & Vetter, 2000, p. 146).

권력신장과 사회운동, 페미니즘, 과학적 행위와 지식에 대한 더 넓은 시각, 옹호, 그리고 권력이라는 주변화된 담론들은 더 많이 연구될 수 있으며, 간호학을 위해 타당한 관점으로 인식될 수 있다. 이 관점들은, 예를 들어, 탐구의 주제 문제 그 자체에 전적으로 초점을 두는 것이 아니라, 그 문제가 조명되는 과정을 강조할 수 있도록 도와준다. 간호학은 또 분석을 위한 접근법에서 동시대적인 발전결과를 활용함으로써, 그리고 연구와 학문에 대한 개념들을 개정하는 것이 하나의 실천 학문에서 의미할 수 있는 것을 보여줌으로써, 학계에 기여할 수 있을 것이다.

Wuest(1993a)는 한 개념의 보편적, 비판적 속성들을 찾을 때, 간호학에서 전통적인 개념분석 방법은 남성 중심적인 편견을 드러내는 요소들을 찾지 못한다고 지적한다. 의사 결정 과정에서의 관계의 본질과 특성을 나타내지 못한다(p. 7). "비인간화를 향하는 사회 구조에서는 누구도 삶을 재건할 수 없다"(Lichtman, 1982, p. 284).

Canguilhem(1978)은 정상과 비정상은 서술적 용어가 아니라, 오히려 평가적 용어라는 것을 강조했다. 건강과 질병은 반대말이 아니며, 어떤 연속체의 양쪽 끝도 아니다. "좋은 건강 상태에 있다는 것은 아플 수 있으며 회복될 수 있다는 것을 의미한다. 그것은 생물학적 사치이다"(p. 7). 우리는 병리학적인 것이 일어나는 것을 정상으로 생각해야 한다. Canguilhem은 통계학적으로 빈번한 것이 필연적으로 정상적인 것은 아니며, 통계학적으로 드문 것이 필연적으로 비정상적인 것도 그리고 확실히 병리학적인 것도 아니라고 주장했다. 개인의 임상적 상황에 대한 강조와 내재적 권력관계에 대한 고려를 통합하여 개정된 정상이란 개념은 간호학적 지식의 생성을 위해 전도유망한 접근법이다. 이 접근법은 학술적으로도 그리고 엄밀하게도 고려될 수 있다.

간호진단의 원래 주창자들의 의도는 시기적절했으며 잘 생각해낸 것이었으나, 당시 이용 가능한 모델들이 제한적이었다. 의도되지 않은 결과들이 지금은 다 드러나고 있다. 간호진단 담론은 근대의 전문가주의적이고 과학적인 용어로 표현되고, 권력에 대한 배타적이고 엘리트주의적인 모델에 근거한 담론을 구성한다. 그 담론이 그 영역 내에서 진리를 결정할 목적으로 임상적 조우에 대한 서술에서 얻고자 한 영향력은 의학의 영역에 영향을 주지 않았는데, 만약 그렇게 했더라면, 간호학은 지금 강력한 반대나 흡수에 직면했을 것이기 때문이다. 대신에 우리가 타개하고자 하는 영역의 영향력은 환자들과 그들의 가족들에게서 나왔으나, 우리는 그 목소리들을 무시하는 것을 정당화하기 위해 과학, 전문가주의, 그리고 의학의 언어를 사용하고 있다.

Gordon(1984)의 주장처럼, "간호학의 전문성을 차별화하고, 의학적 질서에 대한 복종을 넘어서, 더 자율적이고 책임 있는 것이 되려고 시도를 함에 있어, 간호학은 판단을 억압하는 경향이 있는 더 많은 규칙들을 추가함으로써 냉담함과 단순한 복종을 강화하는 잘못을 범할 수 있다"(p. 232).

자료 문헌과 참고 문헌

Abdellah, F. (1957). Methods of identifying covert aspects of nursing problems. *Nursing Research*, *6*(1), 4-23.

Abdellah, F. (1969). The nature of nursing service. *Nursing Research*, *18*, 390-393.

Alexander, J. (1992). General theory in the postpositivist mode: The 'epistemological dilemma' and the search for present reason. In S. Seidman & D. Wagner (Eds.), *Postmodernism and social theory*. Cambridge, MA: Blackwell.

Allen, D. (1985). Nursing research and social control: Alternative models of science that emphasize understanding and emancipation. *Image*, *17*, 58-64.

Allen, D. (1987a). Professionalism, occupational segregation by gender, and control of nursing. *Women and Politics*, *6*(3), 1-24.

Allen, D. (1987b). The social policy statement: A reappraisal. *Advances in Nursing Science*, *10*(1), 39-48.

Allen, D., Allman, K. & Powers, P. (1991). Feminist research without gender. *Advances in Nursing Science*, *13*(3), 49-58.

Allen, D., Benner, P. & Diekelman, N. (1986). Three paradigms for nursing research: Methodological implications. In P. Chinn (ed.), *Nursing research methodology: Issues and implementation*. Rockvill, MD: Aspen Systems.

Allen, D. G. (1986). Using philosophical and historical methodologies to understand the concept of health. In P. Chinn (ed.), *Nursing research methodology: Issues and implementation* (pp. 157-168). Rockvill, MD: Aspen Systems.

Allen, D. G. (1991). Applying critical social theory to nursing education.

In N. Greenleaf (ed.), *Curriculum revolution: Redefining the student-teacher relationship.* New York: NLN.

Allen, D. G. (1992). Feminism, relativism, and philosophy of science: An overview. In J. L. Thompson, D. G. Allen & L. Rodrigues-Fisher (Eds.), *Critique, resistance, and action: Working papers in the politics of nursing.* New York: NLN.

Allman, K. M. (1991). Theories of the body: Situated knowledges and critical narratives. In D. G. Allen, K. M. Allman, & P. Powers (Eds.), *Taken-for-grantedness in nursing* (Monograph). Australia: Deakin University.

Allman, K. M. (1992). Race, racism, and health: Examining the 'natural' facts. In J. L. Thompson, D. G. Allen & L. Rodrigues-Fisher (Eds.), *Critique, resistance, and action: Working papers in the politics of nursing.* New York: NLN.

Althusser, L. (1971). Ideology and ideological state apparatuses. In *Lenin and philosophy.* New York: Modern Reader.

American Association of Critical Care Nurses (1990). *Outcome standards for nursing care of the critically ill.* Laguna Niguel, CA: author.

American Nurses Association (1973). *Standards of nursing practice.* Kansas City, MO: author.

American Nurses Association (1980). *Nursing: A social policy statement.* Kansas City, MO: author.

American Nurses Association (1989). *Classification systems for describing nursing practice.* Kansas City, MO: author.

American Nurses Association (1991). *Standards of clinical nursing practice.* Kansas City, MO: author.

American Nurses Association (1995). *Letter from V. T. Betts to E. O'Neill.* Washington, DC: author.

Anderson, J. E. & Briggs, L. L. (1988). Nursing diagnosis: A study of quality and supportive evidence. *Image, 20*(3), 141-144.

Anderson, L. K. (1991). Orientation based on nursing diagnosis: Old concepts in today's practice. *AORN, 54*(4), 826-830.

Aronowitz, S. (1992). The tension of critical theory: Is negative dialectics all there is? In S. Seidman & D. Wagner (Eds.), *Postmodernism and social theory*. Cambridge, MA: Blackwell.

Aspinal, M. J. (1976). Nursing diagnosis: The weakest link. *Nursing Outlook, 24*, 433-437.

Avant, K. C. (1990). The art and science in nursing diagnosis development. *Nursing diagnosis, 1*(2), 51-56.

Baker, C. (1993). *The advocacy paradigm: You want big stories, don't you?* Paper presented at 4th annual conference on Critical and Feminist Perspectives in Nursing, Atlanta, GA.

Barnum, B. J. (1990). On nursing. *Nursing and Health Care, 11*(5), 227.

Benner, P. (1984). *From novice to expert: Excellence and power in clinical nursing practice*. Menlo Park, CA: Addison-Wesley.

Benner, P. (1990). Response to hermeneutic inquiry. In L. Moody (ed.), *Advancing nursing science through research, Volume Two*. Newbury Park, CA: Sage.

Bernauer, J. & Rasmussen, D. (Eds.), (1988). *The final Foucault*. Cambridge: MIT Press.

Berstein, R. (1986). *Beyond objectivism and relativism*. Philadelphia: University of Penn. Press.

Bevis, E., & Watson, J. (1989). *Toward a caring curriculum: A new pedagogy for nursing*. New York: NLN.

Beyea, S. C. (1990). Concept analysis of feeling: A human response pattern. *Nursing Diagnosis, 1*(3), 97-101.

Bircher, A. U. (1986). Nursing diagnosis: Where does the conceptual framework fit? In M. E. Hurley (ed.), *Classification of nursing diag-*

nosis: Proceedings of the sixth conference (pp. 66-104). St. Louis, MO: Mosby.

Bishop, A. & Scudder, J. (1991). *Nursing: The practice of caring.* New York: NLN.

Bond, M. E. (1988). Knowledge deficit: Not a nursing diagnosis. *Image, 20*(3). 141-144.

Booth, B. (1992). Nursing diagnosis: One step forward. *Nursing Times, 88* (7), 32-33.

Boyer, E. (1990). *Scholarship reconsidered: Priorities for the professoriate.* Princeton, NJ: The Carnegie Foundation for the Advancement of Teaching.

Brown, R. H. (1992). Social science and society as discourse: Toward a Sociology for civic competence. In S. Seidman & D. Wagner (Eds.), *Postmodernism and social theory.* Cambridge, MA: Blackwell.

Bulechek, G. M. (1987). Promotion of nursing diagnosis through state nurses association. *Nursing Clinics of North America, 22*(4), 1002-1009.

Bulechek, G. M., Kraus, V. L., Wakefield, B. & Kowalski, D. K. (1990). An evaluation guide to assist with implementation nursing diagnosis. *Nursing Diagnosis, 1*(1). 18-23.

Bulechek, G. M., & McClosky, J. C. (1990). Nursing intervention taxonomy decelopment. In J. McCloskey & H. Grace (Eds.), *Current issues in nursing* (3rd ed.). St. Louis, MO: Mosby.

Burns, C. (1991). Development and content validity testing of a comprehensive classification of diagnoses for pediatric nurse practitioners. *Nursing Diagnosis, 2,* 95-103.

Byers, J. (1988). *From Hippocrates to Virchow.* Chicago: ASCP Press.

Bynum, W. F. & Nutton, V. (Eds.). (1981). *Theories of fever from antiquity to enlightenment, medical history supplement* #1. London: Welcome Institute.

Calhoun, C. (1992). Culture, history and the problem of specificity in social theory. In S. Seidman & D. Wagner (Eds.), *Postmodernism and social theory*. Cambridge, MA: Blackwell.

Campbell, J. & Bunting, S. (1991). Voices and paradigms: Perspectives on critical and feminist theory in nursing. *Advances in Nursing Science, 13*(3), 1-15.

Canguilhem, G. (1978). *On the normal and the pathological*. Dordrecht, Holland: Reidel.

Carlson, J. Craft, C. & McGuire, A. (Eds.). (1982). *Nursing diagnosis,* Philadelphia: Saunders.

Carnegie, M. E. (1991). *The path we tread: Blacks in nursing 1854-1990* (3rd ed.), New York: NLN.

Carpenito, L. (1989). Developments in nursing classification. In *American Nurses Association classification systems for describing nursing practice* (pp. 13-19). Kansas City, MO: ANA.

Carpenito, L. (1993, April). Speaking the language of nursing diagnosis. *Critical Care Nurse*, 91-97.

Carpenito, L. (1995). *Nursing diagnosis: Application to clinical practice* (6th ed.). Philadelphia: Lippincott.

Carroll-Johnson, R. M. (1989). C*lassification of nursing diagnoses: Proceedings of the eighth conference*. Philadelphia: Lippincott.

Carroll-Johnson, R. M. (1991). C*lassification of nursing diagnosis: Proceedings of the ninth conference*. Philadelphia: Lippincott.

Chambers, W. (1962). Nursing diagnosis. *American Journal of Nursing, 62* (11), 102-104.

Cheek, J. (2000). *Postmodern and poststructural approaches to nursing research*. Thousand Oaks: Sage.

Chinn, P. (1985). Debunking myths in nursing theory and research. *Image, 17*(2), 45-49.

Chinn, P. L. & Jacobs, M. K. (1978). A model of theory development in nursing. *Advances in Nursing Science, 1*(1), 1-11.

Clark, J. & Lang, N. (1992). Nursing's next advance: An international classification for nursing practice. *International Nursing Review, 39*(4), 109.

Clinton, J. (1986). Nursing diagnosis research methodologies. In M. E. Hurley (ed.), *Classification of nursing diagnosis: Proceedings of the sixth conference* (pp. 159-167). St. Louis, MO: Mosby.

Clunn, P. (1984). Nurse's assessment of a person's potential violence: Use of grounded theory in developing a nursing diagnosis. In M. J. Kim, G. K. McFarland, & A. M. McLane (Eds.), *Classification of nursing diagnosis: Proceedings of the fifth conference* (pp. 376-393). St. Louis, MO: Mosby.

Coler, M. S., Lima da Nobrega, M. M., de Almeida Peres, V. L. & Nunes de Farias, J. (1991). A Brasilian study of two diagnoses in the NANDA human response pattern, moving: A transcultural comparison. In R. M. Carroll-Johnson (1989). *Classification of nursing diagnosis: Proceedings of the ninth conference* (pp. 255-256). Philadelphia: Lippincott.

Condon, E. H. (1992). Nursing and caring metaphor: Gender and the political influences on an ethic of care. In J. L. Thompson, D. G. Allen & L. Rodrigues-Fisher (Eds.), *Critique, resistance, and action: Working papers in the politics of nursing* (pp. 69-83). New York: NLN.

Creason, N. S. (1992, June). How useful are unitary incontinence nursing diagnosis? *Urologic Nursing*, 46-47.

Curry, J. (1991). Nursing diagnosis: Communication, impaired. *Journal of Emergency Nursing, 17*(3), 124-126.

Curtin, L. (1978). The nurse as advocate: A philosophical foundation for nursing. *Advances in Nursing Science, 1*(3), 1-10.

DeMacro, R., Campbell, J. & Wuest J. (1993). Feminist critique: Searching for meaning in research. *Advances in Nursing Science, 16*(2), 26-38.

Dennison, P. D. & Keeling, A. W.(1989). Clinical support for eliminating the nursing diagnosis of knowledge deficit. *Image, 21*(3), 142-144.

Derdiarian, A. (1988). A valid profession needs valid diagnoses. *Nursing and Health Care, 9*(3), 137-140.

Diamond, I. & Quinby, L. (1988). *Feminism and Foucault: Reflections on resistance.* Boston: Northeastern University Press.

Dickoff, J. & James, P. (1986). Commentary. In L. Nicoll (ed.), *Perspectives on nursing theory.* Boston: Little, Brown and Company.

Dickoff, J., & James, P. & Wiedenbach, E. (1968). Theory in practice discipline: Part I, Practice oriented theory. *Nursing Research, 17*(5), 415-435.

Dickson, G. L. (1990). A feminist poststructuralist analysis of the knowledge of menopause. *Advances in Nursing Science, 12*(3), 15-31.

Dickson, G. L. (1993). The unintended consequences of a male professional ideology for the development of nursing education. *Advances in Nursing Science, 15*(3), 67-83.

Diers, D. (1986). On words. *Image, 18*(2), 30.

Doering, L. (1992). Power and knowledge in nursing: A feminist poststructuralist view. *Advances in Nursing Science, 14*(4), 24-33.

Donaldson, D. J. & Crowley, D. (1978). The discipline of nursing. *Nursing Outlook, 26*(2), 113-120.

Douglas, D. J. & Murphy, E. K. (1990). Nursing process, nursing diagnosis, and emerging taxonomies. In J. McCloskey & H. Grace (Eds.), *Current issues in nursing* (3rd ed.). St. Louis, MO: Mosby.

Dreyfus, H. (1987). Foucault's critique of psychiatric medicine. *Journal of Medicine and Philosophy. 12*(4), 311-333.

Dreyfus, H. & Rabinow, P. (1982). *Michel Foucault : Beyond structuralism and hermeneutics.* Chicago: University of Chicago Press.

Dreyfus, H. & Rabinow, P. (1983). *Michel Foucault : Beyond structuralism and hermeneutics* (2nd ed.). Chicago: University of Chicago Press.

Durand, M. & Prince, R. (1966). Missing diagnosis: Process and decision. *Nursing Forum, 5,* 51-64.

Dzurec, L. C.(1989). The necessity for and evolution of multiple paradigms for nursing research: A poststructuralist perspective. *Advances in Nursing Science, 11* (4), 69-77.

Edel, M. (1982). The nature of nursing diagnosis. In J. Carson, C. Craft, & A. McGuire(Eds.), *Nursing diagnosis* (pp. 3-17). Philadelphia: Saunders.

Eldridge, I. & Levi, M. (1982). Collective bargaining as a power resource for professional goals. *Nursing Administration Quarterly, 6* (2), 29-40.

Ellis, R. (1983). Philosophical inquiry. *Annual Review of Nursing Research, 1,* 211-228.

England, M. (1989). Nursing diagnosis: A conceptual framework. In J. J. Fizpatrick & Whall(Eds.), *Conceptual models of nursing* (2nd ed., pp. 347-369). Englewood Clifts, NJ: Appleton & Lange.

Estes, J. W. (1989). *The medical skills of ancient Egypt.* Canton, MA: Science History Publications.

Fawcett, J. (1986). Guest editorial: Conceptual models of nursing, nursing diagnosis, and nursing theory development. *Western Journal of Nursing Research, 8* (4), 397-399.

Fawcett, J. (1990). Comment on a unified nursing diagnostic model. *Image, 22* (4), 263.

Fehring, R. J. (1986). Validating diagnostic labels: Standardized methodology. In M. E. Hurley (ed.), *Classification of nursing diagnoses:*

Proceedings of the sixth conference (pp. 66-104). St. Louis, MO: Mosby.

Fermando, S. (1988). *Race and culture in psychiatry.* New York: Routledge.

Fizpatrick, J. J. (1987). Etiology: Conceptual concerns. In A. M. McLane (ed.), *Classification of nursing diagnoses: Proceedings of the seventh conference* (pp. 61-64). St. Louis, MO : Mosby.

Fizpatrick, J. J. (1990). Conceptual basis for the organization and advancement of nursing knowledge: Nursing diagnosis/taxonomy. *Nursing Diagnosis, 1* (3), 102-106.

Fizpatrick, J. J. (1991). Taxonomy II: Definitions and development. In R. M. Carroll-Johnson, *Classification of nursing diagnoses: Proceedings of the ninth conference* (pp. 23-29). Philadelphia: Lippincott.

Fizpatrick, J. J., Kerr, M. E., Saba, V. K. Hoskins, L. M. Hurley, M. E. Mills, W. C., Rottkamp, B. C., Warren, J. J. & Carpenito, L. J. (1989). Translating nursing diagnosis into ICD code. *American Journal of Nursing, 89,* 493-495.

Fleishman, E. A. (1982). Systems for describing human tasks. *American Psychologist, 37,* 821-834.

Forsyth, G. L. (1984). Etiology: In what sense and of what value? In M. J. Kim, G. K. McFarland, & A. M. McLane (Eds.), *Classification of nursing diagnoses: Proceedings of the fifth conference* (pp. 63-72). St. Louis, MO: Mosby.

Foss, S. K. & Gill, A. (1987). Michel Foucault's theory of rhetoric as epistemic. *Western Journal of Speech Communication, 51,* 384-401.

Foucault, M. (1965). *Madness and civilization* (R. Howard, Trans.). New York: Vintage/Random House.

Foucault, M. (1970). *The order of things.* New York: Vintage/Random House.

Foucault, M. (1972). *The archeology of knowledge and the discourse on language* (A. M. Sheridan-Smith, Trans.). New York: Pantheon.

Foucault, M. (1975). *The birth of the clinic* (A. M. Sheridan-Smith, Trans.). New York: Vintage/Random House.

Foucault, M. (1977). *Knowledge, counter-memory and practice: Selected essays and interview.* In D. F. Bouchard (ed.). Ithaca, NY: Cornell Press.

Foucault, M. (1979). *Discipline and punish: The birth of the prison* (A. Sheridan, Trans.). New York: Vintage/Random House.

Foucault, M. (1978, 1985, 1986). *The history of sexuality, Volumes 1, 2, and 3* (R. Hurley, Trans.). New York: Vintage/Random House.

Foucault, M. (1988). The political technology of individuals. In L. H. Martin, H. Gutman & P. H. Hutton (Eds.), *Technologies of the self.* Amherst: University of Massachusetts Press.

Frank, B. (1990). Back to basics. *Journal of Professional Nursing, 6,* 326.

Fraser, N. (1989). *Unruly practice: Power, discourse and gender in contemporary social theory.* Minneapolis: University of Minnesota Press.

Fredetts, S. L. (1988). Common of diagnostic errors. *Nurse Educator, 13* (3), 31-35.

Friedson, E. (1970). *Profession of medicine - A study of the sociology of applied knowledge.* New York: Dodd Mead.

Friere, P. (1971). *Pedagogy of the oppressed.* New York: Continuum.

Fry, V. (1953). The creative approach to nursing. *American Journal of Nursing, 53* (3), 301-302.

Galdston, I. (1981). *Social and historical foundations of modern medicine.* New York: Brunner-Mazel.

Gamer, M. (1979, February). The ideology of professionalism. *Nursing Outlook,* 108-111.

Gavey, N. (1989). Feminist poststructuralism and discourse analysis. *Psychology of Women Quarterly, 13*, 459-475.

Gebbie, K.(ed.), (1976). *Classification of nursing diagnoses: Summary of the second national conference*. St. Louis, MO: Clearing-house-National Group for Classification of nursing diagnosis.

Gebbie, K. (1989). Major classification systems in health care and their use. In American Nurses Association, *Classification systems for describing nursing practice* (pp. 48-49). Kansas City, MO: ANA.

Gebbie, K. & Lavin, M. (1975). *Classification of nursing diagnoses: Proceedings of the first national conference*. St. Louis, MO: Mosby.

Gebbie, K. M. (1982). Towards the theory development for nursing diagnosis classification (1978). In M. J. Kim & D. A. Mortiz (Eds.), *Classification of nursing diagnoses: Proceedings of the third and fourth national conference* (pp. 8-14). New York: McGraw-Hill.

Geissler, E. M. (1992). Nursing diagnosis: A study of cultural relevance. *Journal of Professional Nursing, 8*(5), 301-307.

Giddens, A. (1987). *Social theory and modern sociology*. Stanford, CA: Stanford University Press.

Gordon, D. R. (1984). Research application: Identifying the use and misuse of formal models in nursing practice. In P. Benner, *From novice to expert: Excellence and power in clinical nursing practice*. Menlo Park, CA: Addison-Wesley.

Gordon, M. (1976). Nursing diagnosis and the diagnostic process. *American Journal of Nursing, 76,* 1276-1300.

Gordon, M. (1982a). *Nursing diagnosis: Process and application*. New York: McGraw-Hill.

Gordon, M. (1982b). Guidelines for nursing diagnosis development and workshops. In M. J. Kim & D. A. Mortiz (Eds.), *Classification of nursing diagnoses: Proceedings of the third and fourth national conference* (pp. 339-341). New York: McGraw-Hill.

Gordon, M. (1987). *Nursing diagnosis: Process and application* (2nd ed.). New York: McGraw-Hill.

Gordon, M. (1990). Toward theory-based nursing diagnostic categories. *Nursing Diagnosis, 1* (1), 5-11.

Gray, D. P. (1992). A feminist critique of Jean Watson's theory of caring. In J. L. Thompson, D. G. Allen & L. Rodrigues-Fisher (Eds.), *Critique, resistance, and action: Working papers in the politics of nursing* (pp. 85-96). New York: NLN.

Griffith, M. (1989). Historical perspective and ANA policy. In American Nurses Association, *Classification systems for describing nursing practice* (pp. 4-5). Kansas City, MO: ANA.

Grmek, M. D. (1989). *Diseases in the ancient Greek world.* Baltimore, MD: Johns Hopkins University Press.

Gross, E. & Pateman, C. (1986). *Feminist challenges: Social and political theory.* Sydney: Allen & Unwin.

Habermas, J. (1971). *Knowledge and human interests.* Boston: Beacon Press.

Habermas, J. (1984). *The theory of communicative action, Volume 1 and 2* (T. McCarthy trans.). Boston: Beacon Press.

Hagey, R. S. & McDonough, P. (1984). The problem of professional labeling. *Nursing Outlook, 32*, 151-157.

Hall, J. M. & Stevens, P. E. (1995). The future of graduate education in nursing: Scholarship, the health of communities, and health care reform. *Journal of Professional Nursing, 11* (6), 332-338.

Hall, J. M., Stevens, P. E. & Meleis. A. I. (1994). Marginalization: A guiding concept for valuing diversity in nursing knowledge. *Advances in Nursing Science, 16* (4), 23-41.

Hall, L. (1955). Quality of nursing care. *New Jersey State Department of Health, Public Health News, 36,* 212-213.

Harrington, L. W. (1988). The diagnosis dilemma: One preferred remedy. *Nursing and Health Care, 9*(2), 92-94.

Harvey, R. M. (1993). Nursing diagnosis by computers: An application of neural networks. *Nursing Diagnosis, 4*(1), 26-34.

Hedin, B. A. (1986). A case study of oppressed group behavior in nurse. *Image, 18*(2), 53-57.

Heinrich, K. T. & Witt, B. (1993). The passionate connection: Feminism invigorates the teaching of nursing. *Nursing Outlook, 41,* 117-124.

Hekman, S. (1986). *Hermeneutics and the sociology of knowledge.* Notre Dame: University of Notre Dame Press.

Held, D. (1980). *Introduction to critical theory: Horkheimer to Habermas.* Berkeley: University of California Press.

Henderson, B. (1978). Nursing diagnosis: Theory and practice. *Advances in Nursing Science, 1*(1), 75-83.

Henderson, V. (1994). *Virginia Henderson the nurse theorist: Portraits of excellence* [Videotape]. Oakland, CA: The Helene Fuld Health Trust.

Hiraki, A. (1992). Language and the reification of nursing care. In J. L. Thompson, D. G. Allen & L. Rodrigues-Fisher (Eds.), *Critique, resistance, and action: Working papers in the politics of nursing.* New York: NLN.

Hirsch, M. & Chang, B. L. (1990). Collaboration for the development of a nursing diagnosis system. *Western Journal of Nursing Research, 12*(5), 693-697.

Hornung, G. J. (1956). The nursing diagnosis-An exercise in judgement. *Nursing Outlook, 4*(1), 29-30.

Hoskins, L. M., Fizpatrick, J. J., Warren, J. J., Avant, K., Carpenito, L.

J., Hurley, M. E., Jakof, D., Lunney, M., Mills, W. C., & Rottkamp, B. C. (1992). Axes: Focus of Taxonomy II. *Nursing Diagnosis, 3* (3), 117-123.

Hudson, R. P. (1983). *Disease and its control: The shaping of modern thought.* Westport. CT: Greenwood Press.

Hutchinson, S. (1987). Police story. *Image, 19*(3), 153.

Iowa Intervention Project (1992). *Nursing Interventions classification* (NIC). St. Louis, MO: Mosby.

Iowa Intervention Project (1993a). The NIC Taxonomy structure. *Image, 25*(3), 187-192.

Iowa Intervention Project (1993b). *NIC interventions linked to NANDA diagnoses.* Iowa City: University of Iowa Press.

Jacobs, K. & Huether, S. (1978). Nursing science: The theory-practice linkage. *Advances in Nursing Science, 1*(1), 63-73.

Jacox, A. (1974). Theory construction in nursing: An overview. *Nursing Research, 23,* 4.

Jenny. J. (1987). Knowledge deficit: Not a nursing diagnosis. *Image, 19*(4), 184-185.

Joint Commission on Accreditation of Healthcare Organization (1992). *Accreditation manual for hospital.* Oakbrook Terrace, IL: author.

Joint Commission on Accreditation of Healthcare Organization (1995). *Accreditation manual for hospital.* Oakbrook Terrace, IL: author.

Kalisch, P. & Kalisch, B. (1995). *The advance of American nursing* (3rd ed.). Philadelphia: Lippincott.

Keeling, A., Utz, S. W., Shusler, G. F. & Boyle, A. (1993). Non-compliance revisited: A disciplinary perspective of a nursing diagnosis. *Nursing Diagnosis, 4*(3), 91-97.

Kerr, M. E. (1991). Validation of taxonomy. In R. M. Carroll-Johnson, *Classification of nursing diagnoses: Proceedings of the ninth con-*

ference (pp. 6-13). Philadelphia: Lippincott.

Kikuchi, J. F. & Simmons, H. (1992). *Philosophical inquiry in nursing.* Newbury Park, CA: Sage.

Kim, H. S. (1983). *The nature of theoretical thinking in nursing.* Norwalk, CN: Appleton-Century-Crofts.

Kim, M. J. McFarland, G. K. & McLane, A. M. (1984). *Classification of nursing diagnoses: Proceedings of the fifth national conference.* St. Louis, MO: Mosby.

Kim, M. J. & Mortiz D. A. (1982). *Classification of nursing diagnoses: Proceedings of the third and fourth national conference.* New York: McGraw-Hill.

King, L. S. (1967). What is a diagnosis? *Journal of American Medical Association, 202* (8), 714-717.

Kirsch, E. (1991). Treating nursing's response to nursing diagnosis. *Journal of Emergency Nursing, 17* (3), 125-126.

Kobert, L. & Folan, M. (1990). Coming of age in nursing: Rethinking the philosophies behind holism and nursing process. *Nursing and Health Care, 11*(6), 308-312.

Komorita, N. L. (1963). Nursing diagnosis. *American Journal of Nursing, 63* (12), 83-85.

Kritek, P. (1978). The generation and classification of nursing diagnosis: Toward a theory of nursing. *Image, 10* (2), 33-40.

Kritek, P. (1984). Current nomenclature and classification systems: Pertinent issues. In M. J. Kim, G. K. McFarland, & A. M. Mc- Lane (Eds.), *Classification of nursing diagnoses: Proceedings of the fifth conference* (pp. 73-88). St. Louis, MO: Mosby.

Kritek, P. B. (1985). Nursing diagnosis in perspective: Response to a critique. *Image, 17* (3), 3-8.

Kritek, P. (1986). Development of taxonomic structure for nursing diagnosis: A review and an update. In M. E. Hurley (ed.), *Classification of nursing diagnoses: Proceedings of the sixth conference* (pp. 23-38). St. Louis, MO: Mosby.

Kritek, P. (1989). An introduction to the art and science of taxonomy. In American Nurses Association, *Classification systems for describing nursing practice* (pp. 6-12). Kansas City, MO: ANA.

Kuhn, T. (1970). *The structure of scientific revolutions* (2nd ed.). Chicago: The University of Chicago Press.

Kusch, M. (1991). *Foucault's strata and fields: An investigation into archeological and genealogical science studies.* Dordrecht, The Netherlands: Kluwer Academic Publishers.

Laing, M. (1993). Gossip: Does it play a role in the socialization of nurse? *Image, 25*(1), 37-43.

Lang, N. M. (1986). Classification, taxonomy, structure. In M. E. Hurley (ed.), *Classification of nursing diagnoses: Proceedings of the sixth conference* (pp. 15-22). St. Louis, MO: Mosby.

Lang, N., Galliher, J. & Hirsch, I. (1989). Challenge to the profession. In American Nurses Association, *Classification systems for describing nursing practice* (pp. 70-73). Kansas City, MO: ANA.

Lang, N. M. & Gebbie, K. (1989). Nursing taxonomy: NANDA and ANA joint venture toward ICD-10CM. In R. M. Carroll-Johnson, C*lassification of nursing diagnoses: Proceedings of the eighth conference.* Philadelphia: Lippincott.

Lang, N. & Marek, K. (1990). The classification of patient outcomes. *Journal of Professional Nursing, 6,* 158-163.

Lather, P. (1991). *Getting smart.* New York: Routledge.

Lee, H. & Strong, K. (1985). Using nursing diagnosis to describe the clinical competence of baccalaureate and associate degree graduating students: A comparative study. *Image, 17*(3), 82-85.

Leininger, M. (1990). Issues, questions, and concerns related to the nursing diagnosis cultural movement from a transcultural nursing perspective. *Journal of Transcultural Nursing, 2*(1), 23-32.

Leonard, S. T. (1990). *Critical theory in political practice.* Princeton: Princeton University Press.

Leslie, C. (1990). Scientific racism: Reflections on peer review, science and ideology. *Social Science and Medicine, 31*(3), 891-912.

Levin, D. & Solomon, G. (1990). The discoursive formation of the body. *Journal of Medicine and Philosophy, 15,* 515-537.

Levine, M. E. (1966). Trophicognosis: An alternative to nursing diagnosis. *ANA's regional clinical conference: Exploring progress in medical surgical nursing.* New York: ANA.

Levine, M. E. (1987). Approaches to the development of a nursing diagnosis taxonomy. In A. M. McLane (ed.), *Classification of nursing diagnoses: Proceedings of the seventh conference* (pp.45-52). St. Louis, MO: Mosby.

Levine, M. E. (1989). The ethics of nursing rhetoric. *Image, 21*(1), 4-6.

Levine, R. F. (1989). Diagnostic content validity of nursing diagnosis. *Image, 21*(1), 40-44.

Lichtman, R. (1982). *The production of desire.* New York: MacMillan.

Lieb, R. (1978). Power, powerlessness, and potential: Nurse's role within the health care delivery system. *Image, 10*(3), 75-83.

Lindberg, D. C. (1991). *The beginnings of western science.* Chicago: University of Chicago Press.

Lindsay, A. M. (1990). Identification and labeling of human responses. *Journal of Professional Nursing, 6*(3), 143-150.

Logan, J. & Jenny, J. (1990). Deriving a new nursing diagnosis through qualitative research: Dysfunctional ventilatory weaning response. *Nursing Diagnosis, 1*(1), 37-43.

Loomis, M. E., O'Toole, A. W., Brown, M. S., Pothier, P., West, P., Wilson, H. S. (1987). Development of classification system for psychiatric/mental health nursing: Individual response class. *Archives of Psychiatric Nursing, 1* (1), 16-24.

Loveridge, J. (1990). Rethinking the 'parenting' paradigm: Embodied mothers and fathers in discourse/practice. *Early Child Development and Care, 55*, 17-25.

Lowenberg, J. S. (1993). Interpretive research methodology: Boardening the dialogue. *Advances in Nursing Science, 16* (2), 57-69.

Lunney, M. (1990). Accuracy of nursing diagnoses: Concept development. *Nursing Diagnosis, 1* (1), 12-17.

Lupton, D. (1992). Discourse analysis: A new methodology for understanding the ideologies of health and illness. *Australian Journal of Public Health, 16* (2), 145-150.

Maas, M. L. (1987). Organizational characteristics that facilitate the use of nursing diagnoses. *Nursing Clinics of North America, 22* (4), 881-886.

Maas, M. L., Hardy, M. A. & Craft, M. (1990). Some methodologic considerations in nursing diagnosis research. *Nursing Diagnosis, 1* (1), 24-30.

Maeve, M. K. (1993). *The carrier bag theory of nursing practice.* Paper presented at the 4th annual Critical and Feminist Perspectives in Nursing Conference, Atlanta, CA.

Marek, K. (1989). Classification of outcome measures in nursing care. In American Nurses Association, *Classification systems for describing nursing practice* (pp. 37-42). Kansas City, MO: ANA.

Martin, K. (1989). Omaha system. In American Nurses Association, *Classification systems for describing nursing practice* (pp. 43-47). Kansas City, MO: ANA.

Martin, L. H. & Gutman, H. & Hutton, P. H. (Eds.), (1988). *Technologies of self: A seminar with Michel Foucault.* Amherst: University of Massachusetts Press.

Mason, D., Backer, B. A. & Georges, C. A. (1991). Toward a feminist model for empowerment of nurses. *Image, 23*(2), 72-77.

Matlock (1975). *The belief in the progress of medicine*. Unpublished thesis, University of Washington, Seattle.

Matthews, C. A. & Gaul, A. L. (1979). Nursing diagnosis from the perspective of concept attainment and critical thinking. *Advances in Nursing Science, vol. 2*, 17-26.

Maturana, H. (speaker) (1987). *The sin of certainty* (videotape). Calgary, Alberta, Canada: University of Calgary.

Mauksch, H. (1990). Has the frontline nurse been abandoned? In J. C. McCloskey & H. Grace (Eds.), *Current issues in nursing* (pp. 484-489). St. Louis, MO: Mosby.

McCloskey, J. C. (1987). Taxonomy I letter. *Image, 19*(4), 216.

McCloskey, J. C., Bluechek, G. M., Cohen, M. Z. Craft, M. J. Crossley, J. D. Denehy, J. A., Glick, O. J. Kruckeberg, T., Mass, M., Prophet, C. M., & Tripp-Reimer, T. (1990). Classification of nursing interventions. *Journal of Professional Nursing, 6,* 151-157.

McCloskey, J. C., Bluechek, G. M. (1993). The NIC taxonomic structure: Iowas Intervention Project. *Image, 25*(3), 187- 192.

McCourt, A. (1986). Nursing diagnoses: Key to quality assurance. In M. E. Hurley (ed.), *Classification of nursing diagnoses: Proceedings of the sixth conference* (pp. 133-142). St. Louis, MO: Mosby.

McFarland, G. & McFarlane, E. (1993). *Nursing diagnosis and intervention, planning for patient care* (2nd ed.). St. Louis, MO: Mosby.

McFarland, G. & Wasli, E. (1986). *Nursing diagnoses and process in psychiatric mental health nursing.* Philadelphia: Lippincott.

McIntosh, P. (1988). *White privilege and male privilege: A personal account of coming to see correspondence through work in women's studies* (Working Paper No. 189). Wellesley, MA: Wellesley College.

McLane, A. M. (ed.), (1987). *Classification of nursing diagnosis: Procee- dings of the seventh conference.* St. Louis, MO: Mosby.

McManus, R. L. (1951). Assumption of functions in nursing. In Teachers College, Columbia University, *Regional planning for nurses and nursing education.* New York: Columbia University.

Mehmert, P. A. Dickel, C. A. & McKeighen, R. J. (1989). Computerizing nursing diagnosis. *Nursing Management, 20*(7), 24-26, 28, 30.

Meleis, A. I. (1991). *Theoretical nursing: Development and progress* (2nd ed.). New York: Lippincott.

Melosh, B. (1979). *Skilled hands, cool heads, and warm hearts. Nurses and nursing, 1920-1960.* Unpublished dissertation. Providence, RI: Brown University.

Metzger, K. L. & Hiltunen, E. (1986, March). *Diagnostic content validation of ten frequently reported nursing diagnoses.* Paper presented at the meeting of the NANDA. St. Louis, MO

Mish'alani, J. K. (1988). *Michel Foucault and Philosophy: An overview.* Unpublished paper. University of Washington, Seattle.

Mitchell, G. (1991). Nursing diagnosis: An ethical analysis. *Image, 23* (2).

Mitchell, G. J. & Santopinto, M. (1988, November). An alternative to nursing diagnosis. *Canadian Nurse,* 25-28.

Mundinger, M. & Jauron, G. (1975). Developing a nursing diagnosis. *Nursing Outlook, 23,* 94.

NANDA (1992). *NANDA nursing diagnoses: Definition and classi-*

fication 1992-1993. Philadelphia: NANDA.

NANDA (1994). NANDA news. *Nursing Diagnosis, 5*(2), 52-53.

Nettleton, S. (1989). Power and pain: The location of pain and fear in dentistry and the creation of a dental subject. *Social Science and Medicine, 29*(10), 1183-1190.

Newman, M. A. (1987). Nursing's emerging paradigm: The diagnosis of pattern. In A. M. McLane (ed.), *Classification of nursing diagnoses: Proceedings of the seventh conference* (pp. 53-60). St. Louis, MO: Mosby.

Nicholson, L. (1992). On the postmodern barricades: Feminism, politics, and theory. In S. Seidman & D. Wagner (Eds.), *Postmodernism and social theory*. Cambridge, MA: Blackwell.

Nietzsche, F. W. (1967). *On the genealogy of morals* (W. Kaufman & R. J. Hollingdale, Trans.). New York: Vintage Books.

Niziolek, C. & Shaw, S. M. (1991). Professional practice: Whose plan - whose care? *Journal of Professional Nursing*, 7(3), 145.

Nutton, V. (1983). The seeds of disease: An explanation of contagion and infection from the Greeks to the Renaissance. *Medical History, 27*, 2-34.

O'Neill, J. (1986). The medicalization of social control. *Canadian Review of Sociology and Anthropology, 23*(3), 350-364.

O'Neill, S. (1992). The drive for professionalism in nursing: A reflection of classism and racism. In J. L. Thompson, D. G. Allen & L. Rodrigues-Fisher (Eds.), *Critique, resistance, and action: Working papers in the politics of nursing*. New York: NLN.

Oxford English Dictionary (1989). Oxford, England: Clarendon Press.

Parker, B. & McFarlane, J. (1991). Feminist theory and nursing: An empowerment model for research. *Advances in Nursing Science, 13*(3), 59-67.

Parse, R. R. (1981). *Man-living-health: A theory of nursing*. New York: John Wiley.

Passmore, J. (1967). Logical positivism. In P. Edwards (ed.), *The encyclopedia of philosophy. Volume Five* (pp. 52-57). New York: MacMillan.

Phaneuf, M. C. (1985). *Issues in professional nursing practice: 7 standards of nursing practice*. Kansas city, MO: ANA.

Pillitteri, A. & Ackerman, M. (1993). The 'doctor-nurse game': A comparison of 100years 1888-1990. *Nursing Outlook, 41*, 113-116.

Pokorny, B. E. (1985). Validating a diagnostic label: Knowledge deficit. *Nursing Clinics of North America, 20*(4), 641-655.

Popkess-Vawter, S. (1991). Wellness nursing diagnosis: To be or not to be? *Nursing Diagnosis, 2*(1), 19-25.

Porter, E. J. (1986). Critical analysis of NANDA nursing diagnosis taxonomy I. *Image, 18*(4), 136-139.

Porter, S. (1992). The poverty of professionalization: A critical analysis of strategies for the occupational advancement of nursing. *Journal of Advanced Nursing, 17*(6), 720-726.

Powers. P. (1988). *Nurse recruitment in the AJN*. Unpublished paper. University of Manitoba, Winnipeg.

Powers. P. (1992a). *The case of philosophical inquiry*. Unpublished paper. University of Washington, Seattle.

Powers. P. (1992b). *Michel Foucault's concept of power applied to nursing's concepts of individual and environment*. Unpublished paper. University of Washington, Seattle.

Powers. P. (1996). Discourse analysis as a methodology for nursing inquiry. *Nursing Inquiry, 3*(4), 207-217.

Powers. P. (1999). Applying the concept of need to patient empowerment. In H. S. Kim & I. Kollak (Eds.), *Nursing theories:*

Conceptual and philosophical foundations. New York: Springer.

Pridham, K. F. & Schutz, M. E. (1985). Rationale for a language for naming problems from a nursing perspective. *Image, 17*(4), 122-127.

Puterbaugh, S. Koralewski, K. & Falkenhagen, K. (1987). Nursing diagnosis challenged. *AORN, 46*(4), 612-614.

Ramprogus, V. (1995). *The deconstruction of nursing.* Brookfield, VT: Avebury.

Rasch, R. F. R. (1987). The nature of taxonomy. *Image, 19*(3), 14 7-149.

Rawlinson, M. (1987). Foucault's strategy: Knowledge, power, and the specificity of truth. *Journal of Medicine and Philosophy, 12*(4), 372-395.

Reeder, F. (1991). Hermeneutics. In B. Sater (ed.), *Paths to knowledge: Innovative research methods for nursing* (pp. 193-237). New York: NLN.

Reverby, S. (1989). *Ordered to care.* Cambridge, MA: Cambridge University Press.

Ricci, K. (1993). *Horizontal violence in nursing: Is it rooted in the educational process?* Paper presented at 4th annual conference on Critical and Feminist Perspectives in Nursing, Atlanta, GA.

Ricour, P. (1983). *Hermeneutics and human science* (J. Thompson, Trans.). London: Cambridge University Press.

Roberts, S. J. (1983). Oppressed group behavior: Implication for nursing. *Advances in Nursing Science*, 5(7), 21-30.

Roberts, S. L. (1990). Achieving professional autonomy through nursing diagnosis and nursing DRG's. *Nursing Administration Quarterly, 14*(4), 54-60.

Rodgers, B. L. (1991). Deconstructing the dogma in nursing knowledge and practice. *Image, 23*(3), 177-181.

Rogers, M. E. (1963). Building a strong education foundation. *American Journal of Nursing, 63*, 165-177.

Rorty, R. (1979). *Philosophy and the mirror of nature*. Princeton, NJ: Princeton University Press.

Roy, C. (1975). The impact of nursing diagnosis. *AORN, 21,* 1023.

Roy, C. (1984). Framework for classification systems development: Progress and issues. In M. J. Kim, G. K. McFarland, & A. M. McLane (Eds.), *Classification of nursing diagnoses: Proceedings of the fifth conference* (pp. 26-45). St. Louis, MO: Mosby.

Rushton, J. P. & Bogaert, A. F. (1989). Population differences in susceptibility to AIDS: A evolutionary analysis. *Social Science and Medicine, 28*(12), 1211-1220.

Saba, V. K. (1989). Nursing information systems. In American Nurses Association, *Classification systems for describing nursing practice* (pp. 55-61). Kansas City, MO: ANA.

Sarter, B. (1988). *Paths to knowledge: Innovative research methods for nursing*. New York: National League for Nursing.

Scahill, L. (1991). Nursing diagnosis vs. goal-oriented treatment planning in in-patient child psychiatry. *Image, 23*(2).

Schilder, E. & Edwards, M. (1993). *Nursing research, are we headed in the right direction?* Paper presented at 4th annual conference on Critical and Feminist Perspectives in Nursing, Atlanta, GA.

Schon, D. (1983). *The reflective practitioner: How professionals think in action*. New York: Basic Books.

Schumacher, K. L. & Gortner, S. R. (1992). (Mis)conceptions and reconceptions about traditional science. *Advances in Nursing Science, 14*(4), 1-11.

Schuster, E. (1993). Greening the curriculum. *Journal of Nursing*

Education, 32(8), 381-383.

Scott, C. (1987). The power of medicine, the power of ethics. *Journal of Medicine and Philosophy, 12*(4), 334-350.

Seidel, G. (1993). The competing discourses of HIV/AIDS in sub-Saharan Africa: Discourses of rights and empowerment vs. discourses of control and exclusion. *Social Science and Medicine, 36* (3), 175-194.

Seidman, S. (1992). Postmodern social theory as narrative with a moral intent. In S. Seidman & D. Wagner (Eds.), *Postmodernism and social theory.* Cambridge, MA: Blackwell.

Seidman, S. & Wagner, D. (Eds.), (1992). *Postmodernism and social theory.* Cambridge, MA: Blackwell.

Shamansky, S. L. & Yanni, C. R. (1983). In opposition to nursing diagnosis: A minority opinion. *Image, 15*(2), 47-50.

Shoemaker, J. K. (1989). Nursing diagnosis in graduate curricula. *Journal of Professional Nursing, 5*(3), 140-143.

Silva, M. C. & Rothbart, D.(1984). An analysis of changing trends in philosophies of science on nursing theory development and testing. *Advances in Nursing Science, 6*(2), 1-13.

Skillings, L. N. (1992). Perceptions and feeling of nurses about horizontal violence as an expression of oppressed group behavior. In J. L. Thompson, D. G. Allen & L. Rodrigues-Fisher (Eds.), *Critique, resistance, and action: Working papers in the politics of nursing.* New York: NLN.

Smith, M. J. (1988). Perspectives on nursing science. *Nursing Science Quarterly, 1*(2), 80-85.

Smythe, E. (1993). The teacher as midwife: A New Zealand narrative. *Journal of Nursing Education, 32*(8), 365-369.

Spicker, S. (1987). Introduction to the medical epistemology of Georges

Canguilhem: Beyond Michel Foucault. *Journal of Medicine and Philosophy, 12*(4), 397-411.

Stenberg, M. J. (1979). Ethics as a component of nursing education. *Advances in Nursing Science, 1*(3), 53-61.

Stewart, J., & D'Angelo, G. (1988). *Together: Communicating interpersonally* (3rd ed.). New York: Random House.

Stolte, K. M. (1996). *Wellness: Nursing diagnosis for health promotion.* Philadelphia: Lippincott.

Street, A. F. (1992). *Inside nursing, a critical ethnography of clinical nursing practice.* Albany, NY: State University of NY Press.

Swanson, K. M. (1991). Empirical development of a middle range theory of caring. *Nursing Research, 40*, 161-166.

Swanson, K. M. (1993). Nursing as informed caring for the well-being of others. *Image, 25*(4), 352-357.

Sweeney, S. S. (1990). Traditions, transitions, and transformations of power in nursing. In J. McCloskey & H. Grace (Eds.), *Current issues in nursing* (3rd ed., pp. 459-465). St. Louis, MO: Mosby.

Szasz, T. (1973). *The second sin.* New York: Anchor Press/Doubleday.

Tannen, D. (1990). *You just don't understand: Women and men in conversation.* New York: Ballantine.

Tanner, C. (1993). Nursing education and violence against women. *Journal of Nursing Education*, 32(8), 339-340.

Tavris, C. (1982). *Anger: The misunderstood emotion.* New York: Touchstone.

Taylor, F. K. (1979). *The concepts of illness, disease, and morbus.* Cambridge, UK: Cambridge University Press.

Thomas, N. M. & Newsome, G. C. (1992). Factors affecting the use of nursing diagnosis. *Nursing Outlook, 40*(4), 182-186.

Thompson, J. (1984). *Studies in the theory of ideology.* Berkeley:

University of California Press.

Thompson, J. L. (1985). Practical discourse in nursing: Going beyond empiricism and historicism. *Advances in Nursing Science, 7*(4), 59-71.

Thompson, J. L. (1987). Critical scholarship: The critique of domination in nursing. *Advances in Nursing Science, 10*(1), 27-38.

Thompson, J. L. (1990). Hermeneutic inquiry. In L. Moody (ed.), *Advan- cing nursing science through research, Volume Two.* Newbury Park, CA: Sage.

Thompson, J. L. (1992). Identity politics, essentialism and construction of 'home' in nursing. In J. L. Thompson, D. G. Allen & L. Rodrigues-Fisher (Eds.), *Critique, resistance, and action: Working papers in the politics of nursing.* New York: NLN.

Tierney, A. (1987). Days of judgement. *Nursing Times, 83*(28), 19.

Tinkle, M. B. & Beatson, J. L. (1983). Toward a new view of science: Implications for nursing research. *Advances in Nursing Science, 5*(2), 17-36.

Titscher, S., Meyer, M. Wodak, R. & Vetter, E. (2000). *Methods of text and discourse analysis.* Thousand Oaks, CA: Sage.

Todd, F. (1991). Guest editorial on nursing diagnosis applauded. *Journal of Emergency Nursing, 17*(6), 365-366.

Toth, R. M. (1984). Reimbursement mechanism based on nursing diagnosis. In M. J. Kim, G. K. McFarland, & A. M. McLane (Eds.), *Classification of nursing diagnoses: Proceedings of the fifth conference* (pp. 90-102). St. Louis, MO: Mosby.

Turkoski, B. (1988). Nursing diagnosis in print, 1950-1985. *Nursing Outlook, 36*(3), 142-144.

Turkoski, B. (1992). A critical analysis of in nursing. In J. L. Thompson, D. G. Allen & L. Rodrigues-Fisher (Eds.), *Critique, resist-*

ance, and action: Working papers in the politics of nursing. New York: NLN.

van Dijk. T. A. (1987). *Communicating racism: Ethnic prejudice in thought and talk.* Newbury Park, CA: Sage.

Vincent, K. & Coler, M. (1990). A unified nursing diagnostic model. *Image, 22*(2), 93-95.

Visitainer, M. A. (1986). The nature of knowledge and theory in nursing. *Image, 18*(2), 32-38.

Wake, M. M. Fehring, R. J. & Fadden, T. (1991). Multi-national validation of anxiety, hopelessness and ineffective airway clearance. *Nursing Diagnosis, 2*(2), 57-64.

Walker, L. & Avant, K. (1988). *Strategies for theory construction in nursing* (2nd ed.). San Mateo, CA: Appleton and Lange.

Watson, J. (1985). *Nursing: Human science and human care - A theory of nursing.* Norwalk, CT: Appleton-Century-Crofts.

Watson, J. (1990). Caring knowledge and informed moral passion. *Advances in Nursing Science, 13*(2), 15-24.

Webb, C. (1992). Nursing diagnosis: Or two steps back. *Nursing Times, 88*(7), 33-34.

Webster, G. (1984). Nomenclature and classification system development. In M. J. Kim, G. K. McFarland, & A. M. McLane (Eds.), *Classi- fication of nursing diagnoses: Proceedings of the fifth conference* (pp. 14-25). St. Louis, MO: Mosby.

Weedon, C. (1987). *Feminist practice and post-structuralist theory.* Oxford: Blackwell.

Werley, H. H. & Zorn, C. R. (1989). The nursing minimum data set and its relationship to classification for nursing practice. In American Nurses Association, *Classification systems for describing nursing practice* (pp. 50-54). Kansas City, MO: ANA.

Wiebe, D. (1990). More applause for guest editorial on nursing diagnosis. *Journal of Emergency Nursing, 17*(6), 366.

Wilson, J. V. K. & Reynolds, E. H. (1990). Translation and analysis of cunieiform text forming a part of a Babylonian treatise on epilepsy. *Medical History, 34*, 185-198.

Wooldridge, J. B. & Brown, O. F. & Herman, J. (1993). Nursing diagnosis: The central theme in nursing knowledge. *Nursing diagnosis, 4*(2), 50-55.

Wooley, N. (1990). Nursing diagnosis: Exploring the factors which may influence the reasoning process. *Journal of Advanced Nursing, 15* (1), 110-117.

Wright, L. M. & Levac, A. M. C. (1992). The non-existence of non-complaint families: The influence of Humberto Maturana. *Journal of Advanced Nursing, 17*, 913-917.

Wuest, J. (1993a). *Concept analysis: A feminist approach.* Paper presented at 4th annual conference on Critical and Feminist Perspectives in Nursing, Atlanta, GA.

Wuest, J. (1993b). Removing the shackles: A feminist critique of noncompliance. *Nursing Outlook, 41,* 217-224.

Yamato, G. (1990). Something about the subject makes it hard to name. In G. Anzaldua (ed.), *Making face, making soul haciendo caras.* San Francisco: Aunt Lute Foundation.

Yarling, R. & McElmurry, B. (1996). The moral foundation of nursing. *Advances in Nursing Science, 3*(2), 63-73.

Yura, H. & Walsh, M. (1973). *The nursing process: Assessing, planning, implementing, evaluating* (2nd ed.). New York: Appleton- Century-Crofts.

Zerwekh, J. (1992). The preface of empowerment and coercion by expert public health nurses. *Image, 24*(2), 101-105.

저자 색인

T

U

V

W

Y

Z

역자

역자 이은주는 현재 제주대학교 의과대학 간호학과(아동간호학)에 재직하고 있으며, 1979년 부산대학교 간호학과를 졸업하고, 서울대학교 대학원에서 간호학 석사학위(1982년)와 박사학위(「학령기 아동의 건강에 대한 담론분석」, 1995년)를 받았다. 아동건강간호학(공저), 아동간호학 각론(공저), 아동간호학(1, 2)(공저) 등의 저서와 『포스트모던 포스트구조주의 접근법』(2005)이란 역서가 있으며, 담론분석과 관련한 논문들을 비롯한 30여 편의 논문이 있다.

담론분석의 방법론 : 간호진단 담론분석

2006년 3월 25일 초판발행

옮긴이 | 이 은 주
발행인 | 윤 진 영
발행소 | 도서출판 대학서림

110-530
서울특별시 종로구 혜화동 78-2
전화 / (02) 745-1220, 763-1220
FAX / (02) 744-1210
등록 / 1965. 1. 20
번호 / 1-88

www.daihaks.com

ISBN 89-8016-577-3 93510
값 12,000원